生命
百科

U0722013

# 治疗百病的药
## ——中医方剂

生命百科编委会　编著

中国大百科全书出版社

# 图书在版编目（CIP）数据

治疗百病的药 ： 中医方剂 / 生命百科编委会编著 . --
北京 ： 中国大百科全书出版社， 2025. 1. --（生命百
科）. -- ISBN 978-7-5202-1815-3

Ⅰ . R289-49

中国国家版本馆 CIP 数据核字第 2025R6Q798 号

总 策 划：刘 杭 郭继艳
策 划 人：王 阳
责任编辑：张会芳
责任校对：闵 娇
责任印制：王亚青
出版发行：中国大百科全书出版社有限公司
地 址：北京市西城区阜成门北大街 17 号
邮政编码：100037
电 话：010-88390811
网 址：http://www.ecph.com.cn
印 刷：唐山富达印务有限公司
开 本：710mm×1000mm 1/16
印 张：10
字 数：100 千字
版 次：2025 年 1 月第 1 版
印 次：2025 年 1 月第 1 次印刷
书 号：ISBN 978-7-5202-1815-3
定 价：48.00 元

# 总　序

这是一套面向大众、根植于《中国大百科全书》第三版（以下简称百科三版）的百科通俗读物。

百科全书是概要记述人类一切门类知识或某一门类知识的完备的工具书。它的主要作用是供人们随时查检需要的知识和事实资料，还具有扩大读者知识视野和帮助人们系统求知的教育作用，常被誉为"没有围墙的大学"。简而言之，它是回答问题的书，是扩展知识的书。

中国大百科全书出版社从1978年起，陆续编纂出版了《中国大百科全书》第一版、第二版和第三版。这是我国科学文化建设的一项重要基础性、标志性、创新性工程，是在百年未有之大变局和中华民族伟大复兴全局的大背景下，提升我国文化软实力、提高中华文化国际影响力的一项重要举措，具有重大的现实意义和深远的历史意义。

百科三版的编纂工作经国务院立项，得到国家各有关部门、全国科学文化研究机构、学术团体、高等院校的大力支持，专家、学者5万余人参与编纂，代表了各学科最高的专业水平。专家、作者和编辑人员殚精竭虑，按照习近平总书记的要求，努力将百科三版建设成有中国特色、有国际影响力的权威知识宝库。截至2023年底，百科三版通过网站（www.zgbk.com）发布了50余万个网络版条目，并陆续出版了一批纸质版学科卷百科全书，将中国的百科全书事业推向了一个新的高度。

重文修武，耕读传家，是我们中国人悠久的文化传承。作为出版人，我们以传播科学文化知识为己任，希望通过出版更多优秀的出版物来落实总书记的要求——推动文化繁荣、建设中华民族现代文明，努力建设中国式现代化强国。

为了更好地向大众普及科学文化知识，我们从《中国大百科全书》第三版中选取一些条目，通过"人居环境""科学通识""地球知识""工艺美术""动物百科""植物百科""渔猎文明""交通百科"等主题结集成册，精心策划了这套大众版图书。其中每一个主题包含不同数量的分册，不仅保持条目的科学性、知识性、准确性、严谨性，而且具备趣味性、可读性，语言风格和内容深度上更适合非专业读者，希望读者在领略丰富多彩的各领域知识之时，也能了解到书中展示的科学的知识体系。

衷心希望广大读者喜爱这套丛书，并敬请对书中不足之处给予批评指正！

《中国大百科全书》编辑部

# "生命百科"丛书序

　　生命的诞生源自生物分子的出现，历经生物大分子、细胞、组织、器官、系统至个体、种群、人类的过程。在宏观进化链中，生物进化范畴的最顶端是人类的出现。

　　从个体大小上讲，生命体有高大的木本植物，有低矮的草本植物，还有能引起人类或动植物疾病的真菌、细菌、病毒等微生物。从生活空间上讲，生命体有广布全球的鸟，有在水中自由自在的鱼等。从感官上讲，生命体有香气宜人的植物，也有赏心悦目的花。从发育学上讲，有变态发育的动物（胚胎发育过程中形态结构和生活习性有显著变化的动物，也称间接发育动物），如昆虫；也有直接发育的动物（胚后发育过程中幼体不经过明显的变化就逐渐长成成体的动物），如包括人类在内的哺乳动物、鸟类、鱼类和爬行类等。有的生命体还是治疗其他动植物疾病的药，如以药用动植物为主要原料的药物等。为维持生命体健康地生长与发育，认识疾病、诊断疾病、治疗疾病很有必要。

　　为便于读者全面地了解各类生物，编委会依托《中国大百科全书》第三版生物学、作物学、园艺学、林业、植物保护学、草业科学、渔业、畜牧、现代医学、中医药等学科内容，组织策划了"生命百科"丛书，编为《常见木本植物》《常见草本植物》《香气宜人的植物》《赏心悦目的花》《广布全球的鸟》《自由自在的鱼》《变态发育的昆虫》《认识人体》《常见的疾病》《常见的疾病诊断方法》《治疗百病的药——

现代药》《治疗百病的药——中医方剂》等分册，图文并茂地介绍了各类生命体及与人类健康相关知识。

希望这套丛书能够让更多读者了解和认识各类生命体，起到传播生命科学知识的作用。

生命百科丛书编委会

# 目 录

# 第 4 章　中药剂型　121

# 第1章
## 方剂配伍

方剂配伍是以中医理论为指导，在辨证论治的基础上，根据病情需要，按照组方原则，将两味或两味以上的药物通过合理、规律、有序的配伍，以达到增效减毒治疗疾病目的的方法。

《黄帝内经》最早提出了方剂组成的原则："主病之谓君，佐君之谓臣，应臣之谓使。"方剂配伍是中药临床应用治疗疾病的重要形式，其形成和发展经历了几个阶段。西汉以前，人们将中药统称为"毒药"，此时以单味药为主治疗疾病，如《五十二病方》中收载的方剂大部分都由单味药或两味药组成。至《黄帝内经》时期，对组方用药的配伍方法及禁忌有了一定的论述，首次提出了君臣佐使、性味配伍、气机升降配伍的组方结构及相关理论。《神农本草经》更明确地提出了药物配伍既有性味配伍、七情和合、母子兄弟等配伍理论，又有君臣佐使的理论。东汉张仲景所著《伤寒杂病论》对药量、剂型、服法等都进行了规范。宋、金、元时期，以金元四大家为代表的众多医家提出了"归经""引经报使"等理论，使君臣佐使的理论得到了具体的应用。明清时期，方药配伍关系更多地应用于临床。

方剂配伍的主要方法：①根据辨证和立法的要求，按药物的不同功用，分清主次，按君臣佐使的关系配伍，互相辅助，互相监制，协调一致，发挥治疗作用。②根据药物的性味，按性味关系配伍。③根据七情和合理论配伍。此外，还有多种其他方剂配伍方法，包括去性存用、升降相因、刚柔相济、润燥互用、动静结合、散收并用等。

现代研究方剂配伍理论时，须坚持以下原则：①方剂配伍要以中医理论为指导。②方剂配伍要以临床疗效为最终标准。任何从事中医复方的研究都要落实到临床疗效，保证组方发挥作用，经得起临床实践的检验。③研究时要将化学分析与药理相结合。古代对方剂配伍的研究停留在"以经解经"，在现代研究中，需明确药物的组分以及药理作用，从现代科学的角度充实和发展方剂配伍理论。

方剂配伍是中医药理论的特色，通过配伍可以增强药物疗效，调和药物偏性，缓和某些药的毒性，使药物适应复杂病情的需要。运用现代科学知识掌握配伍规律及方法，阐明其理论机制，不仅对于挖掘和提高中医理论具有重要意义，还能促进中医方剂配伍的现代化研究。

# 君臣佐使

君臣佐使是针对疾病证候主要因素和次要因素、主要发病环节和次要发病环节，选用不同药物以不同配比组合成方剂的方法。

君臣佐使始载于《神农本草经》："药有君臣佐使，以相宣摄合和，宜用一君、二臣、三佐、五使，又可一君、三臣、九佐使也"，意为上品为君，中品为臣，下品为佐使。明代何伯斋的《医学管见》里提出了君臣佐使的使用原则："大抵药之治病，各有所主。主治者，君也；辅治者，臣也；与君相反而相助者，佐也；引经及引治病之药至病所者，使也。"

君臣佐使是方剂组成的四个基本要素，君药是针对主病或主证起主要治疗作用的药物；臣药是辅助君药加强治疗主病或主证，或针对重要的兼病或兼证起主要治疗作用的药物；佐药是帮助君臣药的药物；使药是起引经作用或调和作用的药物。其中，佐药有三种：①佐助药。即配合君、臣药加强治疗作用，或直接治疗次要兼证的药物。②佐制药。即用以消除或减弱君、臣药的毒性，或能制约君、臣药峻烈之性的药物。③反佐药。即病重邪甚可能拒药时，用与君药性味相反又能在治疗中起治疗作用的药物，以防止药病格拒。使药有两种：①引经药。能引领方中诸药至特定病所的药物。②调和药。即调和方中诸药作用的药物。一般方剂中，君药是必不可少的，臣、佐、使不一定都必备，可能兼君、臣、佐、使四之二三。

君臣佐使说明了药物在治疗中的主次、协同拮抗关系。合理运用君臣佐使配伍方法，对临床用药具有重要意义。

# 相反相成

相反相成是方剂中两味或多味药物之间药性、功能、作用特点等相互对立、相互统一、相制相用的配伍关系。

《伤寒论》中最早提到相反相成的配伍方法，列有攻补兼施31方、寒热并用 57 方。

相反相成的常见配伍方法有寒热共投、补泻兼施、行守结合、升降相因、散敛相配、刚柔相济。

寒热共投是将寒凉药与温热药配伍同用，分为四种情况：①寒热并用以解表清里。主要用于外寒里热证。②寒热并用以清上温下。主要用于上寒下热证。③寒热并用以辛开苦降。主要用于寒热错杂证。④寒热并用以反佐。主要用于阴盛格阳证。

补泻兼施是将补益药与祛邪药配伍同用，分为四种情况：①扶正与解表共用。主要用于表证兼里虚证。②清补并用。根据病情的不同，又有养阴、益气与清热的不同。③补利并用。即扶正药与淡渗利湿药并用。④补消并用。扶正药与行气消满药同用。

行守结合是将辛味宣散之药与酸味收敛之药配伍同用，可达到扬长避短、相制相用的目的。如归脾汤中黄芪、人参、龙眼肉、当归、酸枣仁等纯甘酸敛补气养血之品，极易滋腻碍胃，影响药物的运化和药效的发挥，于是加入少量芳香辛散的木香以醒脾和中，行脾胃之气，使归脾汤补而不腻。

升降相因是将上行之药与沉降下行之药配伍同用，升降出入保持平衡才能保证人体功能正常运作。如清胃散中黄连苦寒，升麻可宣达郁遏之火，二者合用既可使黄连泻火而无凉遏之弊，又可使升麻散火而无升焰之虞。

散敛相配是将气辛味薄、具有流动走窜之性的药物与滋腻味厚、具有凝滞收敛之性的药物配伍同用，可达到开合相济的目的。如桂枝汤以辛散的桂枝和酸敛的芍药配伍，既可防治桂枝过汗伤正，又可避免芍药酸收敛邪，使散收合宜、营卫同治。

刚柔相济是用辛温刚燥的药物与甘缓柔润的药物配伍运用。刚药多为辛温苦燥刚烈之品，如附子、半夏等；柔药主要为甘缓、辛润等柔润之品，如甘草、大枣、当归、阿胶等。配伍有两种情况：①温阳药与补阴药相配，起到调补阴阳的作用。②运用辛香苦温的刚燥药时，配伍适当的阴柔药，可使燥而不伤阴、滋而不腻滞。

相反相成的药物配伍既不是简单地堆叠，也不是随意地组合，而是针对复杂病机做出的对应处理，正如"杂合之病，必须以杂合之药治之"。合理应用相反相成的配伍方法不仅对继承张仲景临床用药规律的学术思想具有重要意义，而且对临床辨证论治水平的提高有重要的指导和促进作用。

# 性味配伍

性味配伍是将中药的性味理论与药物作用结合起来进行组方用药的方法。

《伤寒论》中"当温之，宜服四逆辈"阐述了太阴病的治则，《金匮要略》中"以温药下之，宜大黄附子汤"，均属于性味配伍的治法。

性味配伍主要包括四气配伍和五味配伍。四气是寒、热、温、凉四种不同的药性，五味是药物具有辛、甘、酸、苦、咸五种不同的味道。

四气配伍包括：①寒热单行。根据"寒者热之，热者寒之"的原则，治疗热证或寒证分别采用寒凉药或温热药的方法。类似同类相须的配伍。如清气分热的白虎汤方中以大寒之石膏配伍苦寒之知母，泻火解毒的黄连解毒汤中合用四味苦寒药黄连、黄芩、黄柏、栀子。②寒热并用。以"寒者热之，热者寒之"为依据，将寒性与热性药同时配伍，用以治疗寒热互见之证的方法。如治疗表寒里热的石膏汤，以辛温的麻黄配伍辛寒的石膏，其中麻黄解表寒，石膏清里热，一解表一清里，各司其职；治疗上热下寒证的黄连汤中，用苦寒的黄连配伍辛温的桂枝，黄连清上热，桂枝温下寒，共奏清上温下、和胃降逆之功。③寒热互佐。以"治热以热，治寒以寒"为依据的一种属于反治内容的配伍形式，主要适用于病机中寒热偏盛亢急的一类大热或大寒证，常在方中配用少量与病性相同的温热或寒凉药，属于反佐配伍。

五味配伍包括：①辛甘配伍。即辛味药物与甘味药物的配伍。这类配伍起辛甘发散、辛甘化阳的作用，如桂枝汤中的桂枝配伍甘草以辛甘化阳而益卫解肌。②酸甘配伍。即酸味药物与甘味药物的配伍，或养阴敛阳的药物与甘润滋养作用的药物配伍，通常称之为"酸甘化阴"。如芍药甘草汤中芍药配伍甘草。③辛酸配伍。即辛味药物与酸（或涩）味药物的配伍。如小青龙汤中五味子与干姜、细辛的配伍。④辛苦配伍。即辛味药物与苦味药物的配伍，具有辛开苦降（或苦辛通降）、开通气机、调和肝脾（胃）、调理脾胃的作用。如栀子豉汤中的栀子与豆豉配伍，微苦清降、微辛宣通，苦辛以开上痹，治疗无形邪热郁于胸膈而致的胸脘室闷、烦扰不安。⑤甘淡配伍。即甘味药物与淡味药物的配伍。甘味药性缓而补中，淡味药渗湿利尿，如五苓散中泽泻配伍茯苓、白术。

⑥酸苦相配。具有清热泻火、养阴之功，用于火热亢盛而阴津亏损者。连梅汤、黄连阿胶汤等都是苦酸泄热的代表方，清泄而不伤津、养阴而不碍邪。此外，方剂五味配伍还有辛淡配伍、咸苦配伍、辛咸配伍、酸咸配伍、甘咸配伍、辛酸配伍等。

性味配伍是对四气和五味的综合运用，只有根据病证的属性，确切地把握药物的功效进行正确配伍，才能使方中的药物发挥最大的治疗效应。

# 配伍禁忌

配伍禁忌是在配伍用药时应避免会产生剧烈的毒副作用或降低和破坏药效的药物合并使用的原则。

中药配伍禁忌理论源于《神农本草经》的"七情"中"勿用相恶、相反者"，这是中药配伍禁忌的基本依据。据《蜀本草》记载，《神农本草经》中记载了 365 种药，其中药性相反者有 18 种，药性相恶者有 60 种。《新修本草》承袭了 18 种反药的数目。《证类本草》记载了 24 种反药，在历史发展中，相畏、相恶、相反曾在名称上混用，直到金元时期才将反药概括为"十八反""十九畏"，并成为中药用药配伍禁忌的核心内容。《中华人民共和国药典》也采纳了"十八反"和"十九畏"的内容，规定一般情况下不宜同用，以避免产生毒副作用。

相反药物的配伍禁忌实质是药性的相反或相制，具有脏腑的归属特征和量－毒－效关系。中药配伍禁忌是有条件的、动态的，即在特定的病理条件、特定的配伍关系和特定的给药方式下，配伍宜忌关系可以相互转化，且在一定的条件下还能为临床所应用。有临床验证和文献研究证明，配伍禁忌不是严格意义上的禁忌，在特定条件下可能起到更有效的治疗效果。

关于中药配伍禁忌的现代研究主要集中在：①以古今文献信息数据挖掘为支撑，以药物安全性评价、毒理毒代、毒效物质、药物相互作用等研究方法为手段，揭示中药配伍禁忌代表性反药组合的毒效表征及作用机理。②基于药物配伍环境及特定病理条件，从妨害治疗和宜忌转化的角度探讨反药配伍临床应用宜忌条件及转化关系，从而对科学假说进行验证。研究的最终目标是通过对中药配伍禁忌代表性反药组合禁、忌、宜的科学界定和示范性系统研究，形成科学合理、特色鲜明的中药配伍禁忌研究与技术体系框架，创建客观适宜的中药配伍禁忌研究模式，丰富和发展中药配伍禁忌理论，为临床用药安全有效提供指导。

中药配伍禁忌理论现在主要还是集中在古代文献记载、医家临床经验和简单验证的积累中，对于总体规律的研究和揭示不够。随着科学技术的进步和用药意识的不断提高，对中药配伍禁忌的研究需结合现代科学技术方法，结合药理学、分子生物学、生物信息学等多种相关学科，客观评价中药配伍的禁、忌、宜，系统研究其特定的反药结构－剂量－物质的变化产生的毒性表征，阐明其相互作用、配伍规律、化学本质和生物学基础等，完善中药配伍禁忌理论。

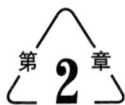

# 第 2 章

# 组方原则

组方原则是中医方剂中以君药为核心，以臣、佐、使药为从属的中药配伍，使药物相互协助、制约而发挥疗效的基本规则。

方剂是由药物组成的，通过配伍，增强或改变药物的原有功用，调其偏胜，制其毒性，消除或减缓其对人体的不良反应，发挥药物间相辅相成或相反相成等综合作用，使各具特性的药物组合成为一个整体，从而发挥更好的预防与治疗疾病的作用。

组方原则强调方剂的组成应以君药为核心，臣、佐、使药为从属；同时，又说明某些方剂中君药的作用有赖于臣、佐、使药的协助、制约，其疗效才能得以增强，毒副作用方能减轻或消除。

方剂中的君药、臣药、佐药、使药之分，主要是以药物在方剂中的药力大小为依据，在遣药组方时并没有固定的模式，既不是臣药、佐药、使药都必须具备，也不是每味药只任一职，应视病情和治法的需要，以及所选药物的功效而定。一般而言，一首方剂，君药是必备的，而臣药、佐药、使药并非齐备。有些方剂的君药或臣药本身就兼具佐药或使药的作用，此类方剂中可不另配佐药或使药。君药一般只用一二味，臣药可多于君药，佐药常多于臣药，使药也只有一二味。一首方剂的药味多少，以及臣药、佐药、使药的调配，与所选药物的功用、药性密切相关。

# 君 药

君药是方剂中针对主病或主证起主要治疗作用的药物。

"君"意为国家的最高统治者，权力之至尊也。《仪礼·丧服》曰："君，至尊也。"《管子·君臣下》云："君者执本，相执要，大夫执法以牧其群臣，群臣尽智竭力以役其上。"方剂中的君药是方剂中药力最大的药，在方剂中处于主导支配地位，决定方剂的作用趋向，即《苏沈良方》中"所谓君者，主此一方"之意。

药物在方剂中的药力大小决定其在方剂中的作用地位，判定药物在方剂中药力大小的主要因素为该药自身的药性、在方剂中的用量、与方剂中其他药的配伍关系，以及剂型、煎服法等。方剂中君药多为一味，亦可为二味或三味，其用量多比臣药、佐药大。

# 臣 药

臣药是方剂中辅助君药加强治疗主证，或针对兼病、兼证起治疗作用的药物的统称。

"臣"在《说文解字》中释其义为"牵也，事君也，象屈服之形"。在君主制下，臣是参与国事的重要官吏。《周易·蹇卦》："王臣蹇蹇，臣躬之故。"《商君书·君臣》："圣人列贵贱，制爵位，立名号，以别君臣上下之义。"

在方剂中，臣药的药力小于君药，臣药是协助与配合君药的。一般用于君药对主证的药力不足或功能有所偏的情况下，臣药可补其不足，以合病情。

臣药的作用有两方面：①辅助君药治疗主证或主病，可分为相须与相佐两种。相须即臣药功用与君药相似，相须为用，以增加君药的药力。相佐即药虽功用不尽相同，但配伍后能增强君药的药力。②臣药可以在方剂中以自身为主直接治疗兼病或兼症。方剂中有臣药者，其味数一般多于君药。

# 佐　药

佐药是方剂中协助君药、臣药以治疗兼证与次要症状，或制约君药、臣药的毒性与烈性，或用作反佐的药物的统称。分为佐助药、佐制药、反佐药等。

"佐"即辅助。《周礼·天官·大宰》中"以佐王治邦国"，"佐"乃处于辅佐地位的官员。周制，官各有辅，爵位同者，谓之佐。后世泛指僚属为佐。如《晋书·顾荣传》载"功高元帅，赏卑下佐"。

在方剂中，佐药的药力小于君药、臣药，一般用量较轻。其作用有以下三个方面：①佐助药。即从不同方面协助君药或臣药，使其治疗作用得以加强，或直接治疗兼证或兼病。因其在方剂中药力较小，故所治之兼证亦相对较轻。②佐制药。对君药、臣药起制约作用。当君药、臣药有毒性或性烈时，可减轻或消除其毒烈之性。③反佐药。根据病情需要，加入少许与全方剂功效相反但又能在治疗中起辅助作用的药物。一般用于病情较重时，恐邪气拒药不纳，加入反佐药，以使药力直达病所，进而发挥作用。方剂中一般多有佐药，且味数相对于君药、臣药为多。

# 使 药

使药是方剂中具有调和诸药作用或引方中诸药直达病所的药物的统称。分为调和药、引经药等。

在古代官制中，"使"是由皇帝特派临时性有某种任务的官员，称为"使官"，又称"差遣"，专任某事，考察地方，以弥补设官之不足。

在方剂中，使药的药力与佐药相近，用量亦轻。使药有两种作用：①调和药性。因每味药物均有各自的独特药性，且一副方剂之中常有寒热并用或攻补兼施等相对之法，为协调药性，往往加入一至二味使药（如甘草、大枣等）。②引药归经。归经是药物本身固有的性能，能够使药物在配伍后直达病所。当君药在归经方面与所治脏腑或病位不对应时，可选用相应的使药，以引其他药直达病所。

方剂中使药的作用可由君药、臣药、佐药所兼，并非每方必用。此外，使药亦具有保护胃气、延缓药力、延长药效的功效。若方剂中专设使药，多为一味。

# 第 3 章

# 方剂分类

## 安神剂

安神剂是以安神药为主配伍组成的具有安神定志作用、治疗神志不安病证方剂的统称。

根据《素问·至真要大论》中"惊者平之，虚则补之"的原则立法，属于"八法"中的"补法"。因心藏神，肝藏魂，肾藏志，故神志不安病证主要与心、肝、肾三脏的阴阳盛衰或关系失调有关。其基本病机为外受惊恐，肝郁化火，内扰心神；或阴血不足，心神失养。火盛易致阴伤，阴虚易致阳亢，故病机变化多虚实夹杂，互为因果。

### ◆ 适应证

安神剂适用于神志不安病证。症见心悸怔忡、失眠健忘，甚至烦躁惊狂者，均为其适用范围。

### ◆ 分类

神志不安以惊狂易怒、烦躁不安为主症者，多属实证，治宜重镇安神；若以心悸健忘、虚烦不眠为主症者，多属虚证，治宜补养安神；若症见心烦不寐、多梦、遗精者，多属心肾不交、水火失济，治宜交通心肾。故安神剂分为重镇安神剂、补养安神剂、交通心肾剂。

### 重镇安神剂

适用于心肝阳亢、热扰心神证。症见心神烦乱，失眠多梦，惊悸怔忡，癫痫等。常用重镇安神药如朱砂、磁石等为主组成方剂，根据症状配伍清心泻火之品或滋阴养血之品。代表方剂有朱砂安神丸、磁朱丸、桂枝甘草龙骨牡蛎汤等。

### 补养安神剂

适用于阴血不足、心神失养证。症见虚烦不眠，心悸怔忡，健忘多梦等。常以补养安神药如酸枣仁、柏子仁、五味子、茯神、远志、小麦等为主组成方剂，并配伍滋阴养血药如生地、当归、麦冬等药物。代表方剂有养心汤、酸枣仁汤、甘麦大枣汤等。

### 交通心肾剂

适用于心肾不交、水火不济证。症见心中烦热，失眠不得卧，口燥咽干，口舌生疮等。常以滋阴降火、交通心肾、除烦安神药如肉桂、阿胶、鸡子黄等为主组成方剂，配伍黄芩、黄连、芍药等药物。代表方剂有交泰丸、黄连阿胶汤等。

### ◆ 注意事项

重镇安神剂多以金石、贝壳类药物为主组方，易伤胃气；补养安神剂多配伍滋腻补虚之品，有碍脾胃运化，均不宜久服。脾胃虚弱者，宜配伍健脾和胃之品。此外，某些金石类安神药具有一定的毒性，不宜过服、久服。

# 柏子养心丸

柏子养心丸是具有养心安神、滋阴补肾作用的中医方剂。本方剂源于《体仁汇编》。因以柏子仁为君药，故名。

柏子养心丸用于治疗阴血亏虚、心肾失调证。症见精神恍惚，惊悸怔忡，夜寐梦多，健忘盗汗，舌红少苔，脉细而数。临床应用以精神恍惚、夜寐多梦、健忘盗汗、脉细而数为辨证要点。现代常用于治疗心脏神经官能症、更年期综合征、绝经期后高血压、焦虑失眠症等。

柏子养心丸由柏子仁、枸杞子、麦门冬、当归、石菖蒲、茯神、玄参、熟地黄、甘草组成，制成蜜丸，梧桐子大；亦可水煎服。本方剂现有中成药柏子养心片可供选择使用。

# 磁朱丸

磁珠丸是具有重镇安神、交通心肾作用的中医方剂。本方剂源于《备急千金要方》。本方剂以磁石为君药、朱砂为臣药，君臣相合乃重镇安神、平肝潜阳之主药，故名。

磁珠丸用于治疗心肾不交证、癫痫。症见视物昏花，耳鸣耳聋，心悸失眠。临床应用以心悸失眠、耳鸣耳聋、视物昏花为辨证要点。现代常用于治疗视网膜、视神经、玻璃体、晶状体病变和房水循环障碍，以及神经衰弱、高血压、癫痫等。本方剂中磁石、朱砂均为重坠之品，不宜久服重用。磁珠丸由磁石、朱砂、神曲组成，炼蜜为丸，温水送服。

# 定志丸

定志丸是具有补益心脾、安神定志作用的中医方剂。本方剂源于《杨氏家藏方》。因具有安神定志的作用，故名。

定志丸用于治疗心脾气血不足的神志不安证。症见怔忡健忘，精神恍惚，睡卧不宁，一切心疾。临床应用以精神恍惚、睡卧不宁为辨证要点。现代常用于治疗焦虑、失眠等神志不安证。本方剂中朱砂含硫化汞，不宜多服、久服，以防汞中毒。

定志丸由人参（去芦头）、白茯苓（去皮）、石菖蒲、远志（去心）、龙齿、酸枣仁（微炒）、铁粉（别研）、麦门冬（去心，焙干）、朱砂（水飞）、乳香（别研）、麝香（别研）、琥珀（别研）组成，上为细末，绞生地黄汁，浸蒸饼为丸，如梧桐子大，朱砂为衣，每服6克。

# 甘麦大枣汤

甘麦大枣汤是具有养心安神、和中缓急作用的中医方剂。本方剂源于《金匮要略》。因其由甘草、小麦、大枣三味药物组成，故名。

甘麦大枣汤用于治疗脏躁证。症见精神恍惚，常悲伤欲哭，不能自主，心中烦乱，睡眠不安，甚则言行失常，呵欠频作，舌淡红苔少，脉细略数。临床应用以精神恍惚、悲伤欲哭为辨证要点。现代常用于治疗妇女更年期综合征等。甘麦大枣汤以水煎服。

# 酸枣仁汤

酸枣仁汤是具有养血安神、清热除烦作用的中医方剂。本方剂源于

《金匮要略》。因以酸枣仁为君药，故名。

　　酸枣仁汤用于治疗肝血不足、虚热内扰之虚烦不眠证。症见虚烦失眠，心悸不安，头目眩晕，咽干口燥，舌红，脉弦细。临床应用以虚烦失眠、咽干口燥、舌红、脉弦细为辨证要点。现代常用于治疗神经衰弱、心脏神经官能症（又称功能性心脏不适、神经血循环衰弱症或奋力综合征）、更年期综合征等。酸枣仁汤由酸枣仁、甘草、知母、茯苓、川芎组成，以水煎服。

# 天王补心丹

　　天王补心丹是具有滋阴养血、补心安神作用的中医方剂。本方剂源于《校注妇仁良方》。因其有补心安神作用，故名。

　　天王补心丹用于治疗阴虚血少、神志不安证。症见心悸怔忡，虚烦失眠，神疲健忘，或梦遗，手足心热，口舌生疮，大便干结，舌红少苔，脉细数。临床应用以心悸失眠、手足心热、舌红少苔、脉细数为辨证要点。现代常用于治疗心脏神经官能症、绝经期后高血压、焦虑失眠症等。

　　天王补心丹由人参、茯苓、玄参、丹参、桔梗、远志、当归、五味、麦门冬、天门冬、柏子仁、酸枣仁、生地黄组成，研为末，炼蜜为丸，如梧桐子大，用朱砂为衣，临卧以竹叶煎汤送下。本方剂现有中成药天王补心丸可供选择使用。

# 养心汤

　　养心汤是具有补益气血、养心安神作用的中医方剂。本方剂源于《仁斋直指方论》。因重在养心安神，故以"养心"命名。

养心汤用于治疗气血不足、心神不宁证。症见神思恍惚，心悸易惊，失眠健忘，舌淡苔白，脉细弱。临床应用以神思恍惚、心悸易惊、失眠健忘、舌淡脉细为辨证要点。现代常用于治疗冠心病心绞痛、病毒性心肌炎、各种心律失常所致心悸、怔忡、失眠证等。

养心汤由黄芪（炙）、白茯苓、茯神、半夏曲、当归、川芎、远志（取肉，姜汁淹，焙）、肉桂、柏子仁、酸枣仁（浸，去皮，隔纸炒香）、北五味子、人参、炙甘草组成，以水煎服。

# 表里双解剂

表里双解剂是以解表药配合清热药、温里药、补益药等为主配伍组成，具有表里同治作用，治疗表里同病方剂的统称。

表里双解结合了两种治法。因表里同病，若单用解表，则里邪不去；若仅治其里，则外邪不解。故须表里同治，内外分解，才可使病邪得以表里分消。如汪昂在《医方集解》中所云："病在表者，宜汗宜散；病在里者，宜攻宜清。"至于表证未除，里证又急者，当"和表里而兼治之"。

◆ 适应证

表里双解剂适用于表里同病，包括表实里虚、表虚里实、表寒里热、表热里寒、表里俱热、表里俱寒、表里俱虚、表里俱实等。症状可同时见表证症状和里证症状，根据其虚实寒热各有不同。

◆ **分类**

表里同病因表证与里证的不同而病变各异，主要可见表证兼里热、表证兼里寒、表证兼里实三种类型。故表里双解剂分为解表清里剂、解表温里剂、解表攻里剂。

### 解表清里剂

适用于表证兼里热证。症见身热，下利臭秽，胸脘烦热，口干作渴，或喘而汗出等特征。常用解表药配伍清热药，如葛根、黄芩、黄连等组成方剂。代表方剂有葛根黄芩黄连汤。

### 解表温里剂

适用于表证兼里寒证。症见身热无汗，头痛身疼，项背拘急，胸满恶食，呕吐腹痛，以及妇女气血不和、心腹疼痛、月经不调等特征。常用解表药配伍温里药，如麻黄、桂枝、白芷、苍术、肉桂、干姜、芍药、厚朴、半夏、陈皮等组成方剂。代表方剂有五积散。

### 解表攻里剂

适用于表证兼里实证。症见憎寒壮热，头目昏眩，目赤睛痛，口苦而干，咽喉不利，胸膈痞闷，咳呕喘满，涕唾稠黏，大便秘结，小便赤涩，舌苔黄腻，脉数有力等。常用解表药配伍泻下药，如防风、薄荷、麻黄、桂枝、柴胡、大黄、芒硝、番泻叶等组成方剂。代表方剂有大柴胡汤、防风通圣散等。

◆ **注意事项**

使用表里双解剂，首先，要有邪气在表，而里证又急；其次，要辨别表证与里证的寒、热、虚、实属性，并据表证与里证的轻重主次，权衡表药与里药的配伍比例，以免太过或不及。

## 葛根黄芩黄连汤

葛根黄芩黄连汤是具有解表清里作用的中医方剂。本方剂源于《伤寒论》。以方剂中主要药物命名。为儿科可用方剂。

葛根黄芩黄连汤用于治疗表证未解、邪热入里证。症见身热，下利臭秽，胸脘烦热，口干作渴，或喘而汗出，舌红苔黄，脉数或促。临床应用以身热下利、苔黄、脉数为辨证要点。现代常用于治疗小儿轮状病毒肠炎、小儿秋季腹泻、糖尿病、齿龈肿痛、三叉神经痛、痤疮、头痛、下颌关节炎、鼻咽癌放化疗后诸症等。葛根黄芩黄连汤由葛根、炙甘草、黄芩、黄连组成，以水煎服。

## 五积散

五积散是具有发表温里、顺气化痰、活血消积作用的中医方剂。本方剂源于《仙授理伤续断秘方》。因以其具有治疗寒、湿、气、血、痰五种积滞，而剂型又以散剂为主，取"散者散也"之效，故名。

五积散用于治疗外感风寒、内伤生冷证。症见身热无汗，头痛身疼，项背拘急，胸满恶食，呕吐腹痛，以及妇女气血不和、心腹疼痛、月经不调。临床应用以身热无汗、胸腹胀满或疼痛、苔白腻、脉沉迟为辨证要点。现代常用于治疗多囊卵巢综合征、慢性肠炎、急性胃肠炎、类风湿性关节炎、痛风性关节炎、骨折陈伤疼痛不愈、冠心病、恶性肿瘤、不孕、输卵管阻塞不通以及产后发热等。

五积散由苍术、桔梗、枳壳、陈皮、芍药、白芷、川芎、川归、甘草、肉桂、茯苓、半夏（汤泡）、厚朴、干姜、麻黄（去根）组成，共研为散，每服9克，加生姜3片；亦可作汤剂，以水煎服。

## 大柴胡汤

大柴胡汤是具有和解少阳、内泻热结作用的中医方剂。本方剂源于《金匮要略》。因具有和解少阳、内泻热结，使少阳与阳明合病得以双解，故比小柴胡汤专治少阳一经者力大，故名。

大柴胡汤用于治疗少阳阳明合病。症见往来寒热，胸胁苦满，呕不止，郁郁微烦，心下痞硬，或心下急痛，大便不解或协热下利，舌苔黄，脉弦数有力。临床应用以面色偏红、往来寒热、胸胁苦满、心下急痛、呕吐、便秘或协热下利、苔黄、脉弦数有力为辨证要点。现代常用于治疗急慢性胆囊炎、急性胰腺炎、脂肪肝、胆结石、肥胖、肥胖2型糖尿病（又称糖胖病）等。

大柴胡汤由柴胡、黄芩、芍药、半夏（洗）、枳实、大黄、大枣、生姜组成，以水煎服。

## 防风通圣散

防风通圣散是具有疏风解表、泻热通便作用的中医方剂。本方剂源于《黄帝素问宣明论方》。因方剂中以防风为主药，具有表里、气血、三焦通治之功，汗不伤表，下不伤里，名曰通圣，极言其用之效耳，故名。

防风通圣散用于治疗风热壅盛、表里俱实证。症见憎寒壮热，头目昏眩，目赤睛痛，口苦而干，咽喉不利，胸膈痞闷，咳呕喘满，涕唾稠黏，大便秘结，小便赤涩，舌苔黄腻，脉数有力；并可治疮疡肿毒，肠风痔漏，鼻赤，瘾疹等。临床应用以憎寒壮热、口苦咽干、二便秘涩、苔黄、脉数为辨证要点。现代常用于治疗荨麻疹、中风、肥胖症、肥胖儿童高胰岛素血症、头面疖痈、习惯性便秘、皮肤瘙痒、皮疹、痤疮、银屑病、支气管哮喘、鼻窦炎、瘰疬初起、风疹湿疮等。本方剂含泻下之品，故孕妇及体虚者慎用。

防风通圣散由防风、川芎、当归、芍药、大黄、薄荷叶、麻黄、连翘、芒硝、石膏、黄芩、桔梗、滑石、甘草、荆芥、白术、栀子组成，共研为末，每服6克，加生姜3片，以水煎服；亦可作水丸，每服6克；亦可作汤剂，以水煎服。本方剂现有中成药防风通圣丸可供选择使用。

## 疏凿饮子

疏凿饮子是具有泻下逐水、疏风消肿作用的中医方剂。本方剂源于《济生方》。因具有逐水发表，内攻外散，使壅盛之水湿自上下内外分消，犹如大禹治水、疏江凿河、以利水势，故名。

疏凿饮子用于治疗水湿壅盛、泛溢上下表里的阳水。症见遍身水肿，气喘呼气急，烦躁口渴，二便不利，脉沉实。临床应用以遍身水肿、气喘口渴、二便不利、脉沉实为辨证要点。现代常用于治疗原发性肾病综合征、急性痛风性关节炎、恶性胸腹腔积液、肝硬化等。

疏凿饮子由泽泻、赤小豆、商陆、羌活、大腹皮、椒目、木通、秦芄、槟榔、茯苓皮组成，加生姜五片，以水煎服。

# 补益剂

补益剂是以补益药为主配伍组成，具有补养人体气、血、阴、阳等作用，主治各种虚证方剂的统称。

根据《素问·三部九候论》中"虚则补之"、《素问·至真要大论》中"损者益之"的原则立法，属于"八法"中的"补法"。虚证，因人体的气、血、阴、阳等不足所致，以神疲乏力、头晕目眩，或自汗、盗汗，或潮热，或畏寒，脉弱等为主症。人体气血阴阳不足，有不同的补益方法。《脾胃论》云："血不自生，须得生阳气之药，血自旺矣。"《温病条辨》云："血虚者，补其气而血自生。"《景岳全书》记载："善补阳者，必于阴中求阳，则阳得阴助而生化无穷；善补阴者，必于阳中求阴，则阴得阳升而泉源不竭。"故补气、补血、补阴、补阳之间既有区别，又有联系，必须全面考虑，切中重点。

## ◆ 适应证

补益剂适用于治疗各种虚损病证。凡因先天不足或后天失养所致的人体气血阴阳不足，症见少气懒言，动辄喘乏，易出虚汗，自汗，恶风，面色㿠白；或食欲不振，大便溏泄，神倦乏力，久泻脱肛，子宫脱垂；或面色不华，唇舌色淡，心悸怔忡，失眠多梦，脉细；或面色萎黄，惊惕头晕，目眩耳鸣，指甲苍白，妇女月经后期经少色淡，甚则经闭，肌肤甲错；或干咳少痰，咯血，虚热，口干舌燥，咽痛音哑；或咽干口渴，或不知饥饿，胃中嘈杂，呕哕，大便燥结；或两目干涩，昏花眩晕，耳鸣耳聋；或腰膝酸痛，潮热颧红，五心烦热，盗汗遗精；或腰膝冷痛，四肢不温，酸软无力，少腹拘急冷痛，阳痿早泄，宫冷不孕，小便不利，形体羸瘦者，均为其适用范围。

### ◆ 分类

虚损病证的形成，由先天禀赋不足或后天调养失宜所致。临床常见的虚证有气虚、血虚、气血两虚、阴虚、阳虚、阴阳两虚、气血阴阳俱虚等，故补益剂分为补气剂、补血剂、气血双补剂、补阴剂、补阳剂、阴阳并补剂等。

#### 补气剂

适用于脾肺气虚的病证。症见肢体倦怠乏力，少气懒言，语音低微，动则气促，面色萎白，食少便溏，舌淡苔白，脉虚弱，甚至虚热自汗，或脱肛、子宫脱垂等。常用补气药如人参、党参、黄芪、白术、甘草等为主组成方剂。根据兼夹证的不同，分别配伍理气、渗湿、升阳举陷、补血、养阴之品组成方剂。代表方剂有四君子汤、参苓白术散、补中益气汤等。

#### 补血剂

适用于血虚的病证。症见面色萎黄，头晕目眩，唇爪色淡，心悸，失眠，舌淡，脉细，或妇女月经不调，量少色淡，或经闭不行等。常用补血药如熟地、当归、芍药、阿胶、龙眼肉等为主组成方剂。根据病证的需要和药物的特性，适当配伍活血祛瘀、补气或理气之品组成方剂。代表方有四物汤、当归补血汤、归脾汤等。

**气血双补剂**

适用于气血两虚的病证。症见面色无华，头晕目眩，心悸怔忡，食少倦怠，气短懒言，舌淡，脉虚无力等。常用补气药如人参、黄芪、白术等，与补血药如当归、熟地、白芍、阿胶等共同组成方剂。代表方有八珍汤等。

**补阴剂**

适用于阴虚的病证。症见形体消瘦，头晕耳鸣，潮热颧红，五心烦热，盗汗失眠，腰酸遗精，咳嗽咯血，口燥咽干，舌红少苔，脉细数等。常用补阴药如熟地、麦冬、沙参、阿胶、龟板等为主组成方剂。由于阴虚易从热化，故应适当配伍清热之品。此外，根据兼夹证和药物特性的不同，可配伍补阳、理气之品组成方剂。代表方剂有六味地黄丸、大补阴丸、一贯煎等。

**补阳剂**

适用于阳气虚弱的病证。阳虚以肾阳虚为本，症见面色苍白，形寒肢冷，腰膝酸痛，下肢软弱无力，小便不利，或小便频数，尿后余沥，少腹拘急，男子阳痿早泄，女子宫寒不孕，舌淡苔白，脉沉细，尺部尤甚等。常用补阳药如附子、肉桂、巴戟天、肉苁蓉、仙灵脾、鹿角胶等为主，配伍利水、补阴之品组成方剂。代表方剂有肾气丸、右归丸等。

**阴阳并补剂**

适用于阴阳两虚的病证。症见头晕目眩，腰膝酸软，阳痿遗精，畏寒肢冷，自汗盗汗，午后潮热等。常用补阴药如熟地、山茱萸、龟板、何首乌、枸杞子和补阳药如肉苁蓉、巴戟天、附子、肉桂、鹿角胶等共同组成方剂，并根据阴阳虚损的情况，分别主次轻重。代表方剂有地黄饮子、龟鹿二仙胶等。

◆ 注意事项

正虚而外邪未尽者，当先祛邪，一般不宜过早使用补益剂，以免留邪为患，必要时可扶正祛邪并用。需要辨别虚实真假，若"大实有羸状"，出现真实假虚的证候时，不可妄投补剂而实其实；若"至虚有盛候"，出现真虚假实的证候时，当补反攻，以虚其虚，则贻害无穷。使用补益剂还要根据病情区别使用，气血暴脱、元气虚极者，当用峻补之剂急救危亡；若久病体虚、病势较缓、病程较长者，宜用平补之剂，缓慢调养。使用补益剂时一定要调理脾胃，以使补而不滞。补益剂多属厚味，入煎剂宜久煎。

## 《金匮要略》肾气丸

《金匮要略》肾气丸是具有补肾助阳、化生肾气作用的中医方剂。本方剂源于《金匮要略》。因其以补肾阳气为功，故名。

《金匮要略》肾气丸用于治疗肾阳气不足证。症见腰痛脚软，下半身常有冷感，少腹拘急，小便不利或小便反多，入夜尤甚，阳痿早泄，舌淡而胖，脉虚弱，尺部沉细，脚气，痰饮，消渴，转胞等。临床应用以腰膝酸软、腰以下冷、小便失常、舌淡而胖、脉沉而无力为辨证要点。现代常用于治疗慢性肾炎、肾盂肾炎、前列腺炎、前列腺肥大、糖尿病、慢性支气管炎、肝硬化腹水、腰肌劳损等。

《金匮要略》肾气丸由干地黄、山药、山茱萸、泽泻、茯苓、牡丹皮、桂枝、附子（炮）组成，研为细末，炼蜜和丸，以温开水送服。

## 补肺阿胶汤

补肺阿胶汤是具有养阴补肺、清热止血作用的中医方剂。原称阿胶散，又称补肺散。本方剂源于《小儿药证直诀》。

补肺阿胶汤用于治疗肺虚有热证。症见咳嗽气喘，咽喉干燥，咳痰不多或痰中带血，舌红少苔，脉细数。临床应用以咳嗽气喘、咽喉干燥、舌红少苔、脉细数为辨证要点。现代常用于治疗慢性支气管炎、支气管扩张等。

补肺阿胶汤由阿胶（麸炒）、牛蒡子（炒香）、炙甘草、马兜铃（焙）、杏仁（去皮尖，炒七个）、糯米组成，以水煎服，阿胶烊化。

## 补中益气汤

补中益气汤是具有补中益气、升阳作用的中医方剂。本方剂源于《内外伤辨惑论》。补中即调补脾胃，益气即升发阳气，此为本方剂功效，故名。

补中益气汤用于治疗脾虚气陷证。症见饮食减少，体倦肢软，少气懒言，面色萎黄，大便稀溏，舌淡，脉虚；以及脱肛，子宫脱垂，久泻久痢，崩漏等。临床应用以饮食减少、少气懒言、大便稀溏、舌淡、脉虚为辨证要点。现代常用于治疗内脏下垂、慢性胃肠炎、慢性菌痢、脱肛、重症肌无力、乳糜尿、慢性肝炎等，妇科的子宫脱垂、妊娠及产后癃闭、胎动不安、月经过多，以及眼科的眼睑下垂、麻痹性斜视等。

补中益气汤由黄芪、人参（或党参）、白术、炙甘草、当归、陈皮、升麻、柴胡组成，以水煎服。本方剂现有中成药补中益气丸、补中益气颗粒等可供选择使用。

## 当归补血汤

当归补血汤是具有补气生血作用的中医方剂。本方剂源于《内外伤辨惑论》。因方中用当归，功能补血而得名。

当归补血汤用于治疗血虚阳浮发热证。症见肌热面红，烦渴欲饮，脉洪大而虚，重按无力；亦可治妇人经期、产后血虚发热头痛；或疮疡溃后，久不愈合。临床应用以肌热、口渴喜热饮、面赤，脉大而虚、重按无力为辨证要点。现代常用于治疗妇人经期、产后发热等，以及各种贫血、过敏性紫癜等。阴虚发热证忌用。

当归补血汤由黄芪、当归组成，以水煎服。本方剂现有中成药当归补血口服液可供选择使用。

## 六味地黄丸

六味地黄丸是具有填精滋阴补肾作用的中医方剂。本方剂源于《小儿药证直诀》。以地黄为君药，药为六味，肝、脾、肾三阴并治，故名。为儿科可用方剂。

六味地黄丸用于治疗肾阴精不足证。症见腰膝酸软，头晕目眩，视物昏花，耳鸣耳聋，盗汗，遗精，消渴，骨蒸潮热，手足心热，舌燥咽痛，牙齿动摇，足跟作痛，以及小儿囟门不合、舌红少苔、脉沉细数。

临床应用以腰膝酸软、头晕目眩、口燥咽干、舌红少苔、脉沉细数为辨证要点。现代常用于治疗慢性肾炎、高血压病、糖尿病、肾结核、女性更年期综合征等。

六味地黄丸由熟地黄（炒）、山萸肉、干山药、泽泻、牡丹皮、茯苓（去皮）组成，研为末，炼蜜为丸，如梧子大，空心以温水化下；亦可水煎服。本方剂现有中成药六味地黄浓缩丸、六味地黄颗粒、六味地黄（软）胶囊等可供选择使用。

## 人参归脾丸

人参归脾丸是具有益气补血、健脾养心作用的中医方剂。又称归脾汤。本方剂源于《重订严氏济生方》。原为汤剂，名为归脾汤。以人参为主要药物，改汤剂为丸剂，故名。

人参归脾丸用于治疗心脾气血两虚证或脾不统血证。症见心悸怔忡，健忘失眠，气短乏力，食少，面色萎黄，舌淡，苔薄白，脉细弱；或妇女崩漏，月经超前，量多色淡或淋漓不止，便血，皮下紫癜，舌淡。临床应用以气短乏力、心悸失眠、便血或崩漏、舌淡、脉细弱为辨证要点。现代常用于治疗神经衰弱、心脏病、贫血、月经不调、功能性子宫出血、血小板减少，以及吐血、便血等。

人参归脾丸由人参、甘草、黄芪（去芦）、当归、龙眼肉、白术、茯苓、酸枣仁（炒，去壳）、木香、远志组成，制为蜜丸，以温开水送服；亦可加生姜五片、大枣一枚，以水煎服。

## 人参养荣丸

人参养荣丸是具有益气补血、养心安神作用的中医方剂。本方剂源于《太平惠民和剂局方》。方以"人参"命名，因人参为补气药之首；"荣"即营，这里指营血。本方剂用大补气血之品，滋养营血，使身体恢复健康，故名。

人参养荣丸用于治疗心脾气血两虚证。症见倦怠无力，食少气短，惊悸健忘，夜寐不安，咽干唇燥，毛发脱落，或疮疡溃后久不收敛，或舌淡胖，脉虚弱。临床应用以倦怠无力、食少气短、惊悸健忘、夜寐不安为辨证要点。现代常用于治疗贫血、健忘、惊悸、失眠、慢性骨髓炎、溃疡久不收敛、低血压病、脱发、慢性肝炎，以及小儿多动症、厌食症、智力偏低等。

人参养荣丸由人参、白术、茯苓、炙甘草、当归、熟地黄、白芍（麸炒）、炙黄芪、陈皮、制远志、肉桂、五味子（酒蒸）组成，制成水蜜丸或大蜜丸；亦可以水煎服。

## 乌鸡白凤丸

乌鸡白凤丸是具有补气养血、调经止带作用的中医方剂。本方剂源于《普济方》。

乌鸡白凤丸用于治疗气血两亏证。症见月经不调，行经腹痛，少腹冷痛，体弱乏力，腰酸腿软。临床应用以月经不调、腰膝酸软、体弱乏力为辨证要点。现代常用于治疗月经不调、崩漏、痛经、闭经、产后缺乳等。

乌鸡白凤丸由乌鸡（去毛爪肠）、鹿角胶、鳖甲（制）、牡蛎（煅）、桑螵蛸、人参、黄芪、当归、白芍、香附（醋制）、天冬、甘草、地黄、熟地黄、川芎、银柴胡、丹参、山药、芡实（炒）、鹿角霜组成，制成水蜜丸。本方剂现有中成药乌鸡白凤片、乌鸡白凤颗粒等可供选择使用。

# 固涩剂

固涩剂是以固涩药为主配伍组成，具有收敛固涩作用，治疗气、血、精、津液耗散滑脱等证方剂的统称。

根据《素问·至真要大论》中"散者收之"的原则立法，属于"十剂"中的涩剂。气、血、精、津液都是营养人体的必要物质，在正常情况下，人体的气、血、精、津液既在不断被消耗，又不断得到补充。若一旦消耗过度，则会导致滑脱不禁、散失不收，影响健康，此时就必须用固涩法进行治疗。运用固涩剂时，还应该根据患者气、血、精、津液耗伤程度的不同，配伍相应的补益药，标本兼顾。

◆ **适应证**

固涩剂适用于正气亏虚所致的散失之证。凡是脏腑失调、正气亏虚、消耗过度，症见自汗、盗汗、久咳不止、久泻不止、遗精滑泄、小便失禁、崩漏带下等，均为适用范围。

◆ **分类**

由于引起滑脱散失之证的原因及发病部位不同，散失物质又有气、血、精、津之分，因而临床表现也不同。故固涩剂分为固表止汗剂、敛肺止咳剂、涩肠固脱剂、涩精止遗剂、固崩止带剂。

### 固表止汗剂

适用于体虚卫外不固，阴液不能自守。症见自汗，盗汗等。常用麻黄根、浮小麦、牡蛎等收敛止汗药以治标，配伍黄芪、白术等益气药以治本。代表方剂有牡蛎散。

### 敛肺止咳剂

适用于久咳肺虚、气阴耗伤证。症见咳嗽，气喘，自汗，脉虚数等。常用敛肺止咳药如五味子、乌梅、罂粟壳等，配伍益气养阴药如人参、阿胶等组成方剂。代表方剂有九仙散。

### 涩肠固脱剂

适用于脾肾两虚所致的泻痢日久、大便滑脱不禁等病证。常用涩肠止泻药物如罂粟壳、肉豆蔻、赤石脂、禹余粮、诃子、乌梅、五味子等，与温补脾肾的补骨脂、肉桂、干姜、人参、白术等配伍组成方剂。代表方剂有真人养脏汤、四神丸。

### 涩精止遗剂

适用于肾脏封藏失职、精关不固所致的遗精滑泄，或肾气不足、膀胱失约所致的尿频、遗尿等。常以补肾涩精药物如沙苑子、桑螵蛸、芡实、莲子肉等为主，配合固涩止遗的龙骨、牡蛎、莲须等组成方剂。代表方剂有金锁固精丸、桑螵蛸散、缩泉丸。

### 固崩止带剂

适用于妇女崩漏不止，以及带下淋漓日久等证。崩漏因脾气虚弱、冲脉不固所致者，常用益气健脾药如黄芪、人参、白术，与收涩止血药如煅龙骨、煅牡蛎、棕榈炭等组合成方；因阴虚血热、损伤冲脉者，常用滋补肝肾的龟板、白芍等，配伍清热泻火的黄芩、黄柏，以及止血的椿根皮等组成方剂。带下多因脾肾虚弱、湿浊下注所致，临床常以补脾益肾药如山药、芡实为主，配伍收涩止带及利湿化浊的白果、鸡冠花，以及车前子、薏苡仁等。代表方剂有固冲汤、固经丸、易黄汤。

◆ **注意事项**

固涩剂为正虚无邪者设，故凡外邪未去者，若误用固涩，则有"闭门留寇"之弊，易转生他病。此外，对于实邪所致的热病多汗、痰饮咳嗽、火扰遗泄、热痢初起、伤食泄泻、实热崩带等，均非本类方剂所宜。

## 牡蛎散

牡蛎散是具有敛阴止汗、益气固表作用的中医方剂。本方剂源于《太平惠民和剂局方》。因其以牡蛎为君药，故名。

牡蛎散用于治疗体虚自汗、盗汗证。症见自汗出，夜卧更甚，心悸惊惕，短气烦倦，舌淡红，脉细弱。临床应用以汗出、心悸、短气、舌淡红、脉细弱为辨证要点。现代常用于治疗病后、手术后及产后身体虚弱、植物神经功能失调，以及肺结核等所致自汗、盗汗等。

牡蛎散由黄芪（去苗土）、麻黄根（洗）、牡蛎（米泔浸，刷去土，火烧通赤）组成，研为粗散，加小麦，以水煎温服；亦可作汤剂，以水煎服。

# 九仙散

九仙散是具有敛肺止咳、益气养阴的中医方剂。本方剂录自《卫生宝鉴》。

九仙散用于治疗久咳肺虚证。症见久咳不已，咳甚则气喘自汗，痰少而黏，脉虚数。临床应用以久咳不已、气喘自汗、脉虚数为辨证要点。现代常用于治疗慢性气管炎、肺气肿、肺结核、支气管哮喘、百日咳等。本方剂不可久服，应中病即止，恐罂粟壳性涩有毒，久服成瘾或收敛太过。

九仙散由人参、款冬花、桑白皮、桔梗、五味子、阿胶、乌梅、贝母、罂粟壳（去顶，蜜炒黄）组成，研为末，以温开水送下；亦可作汤剂，以水煎服。

# 四神丸

四神丸是具有温肾暖脾、固肠止泻作用的中医方剂。本方剂源于《内科摘要》。方名出自《绛雪园古方选注》：“四种之药，治肾泄有神功也。”

四神丸用于治疗脾肾阳虚之肾泄证。症见五更泄泻，不思饮食，食不消化，或久泻不愈，腹痛喜温，腰酸肢冷，神疲乏力，舌淡、苔薄白，脉沉迟无力。临床应用以五更泄泻、不思饮食、舌淡苔白、脉沉迟无力为辨证要点。现代常用于治疗慢性结肠炎、肠结核、肠易激综合征等。实热泄泻、腹痛者，禁用本方剂。

四神丸由肉豆蔻、补骨脂、五味子、吴茱萸组成，研为粉末泛丸，干燥即得，临睡前以淡盐汤或温开水送服；亦可作汤剂，加姜、枣水煎，临睡温服。

## 金锁固精丸

金锁固精丸是具有涩精补肾作用的中医方剂。本方剂源于《医方集解·收涩之剂》。因其能秘肾气、固精关，专为肾虚滑精者所设，故名。

金锁固精丸用于治疗肾虚不固之遗精。症见遗精滑泄，神疲乏力，腰痛耳鸣，舌淡苔白，脉细弱。临床应用以遗精滑泄、腰痛耳鸣、舌淡苔白、脉细弱为辨证要点。现代常用于治疗性神经功能紊乱、乳糜尿、慢性前列腺炎，以及带下、崩漏；亦可用于女子带下属肾虚滑脱者。因本方剂偏于固涩，故相火内炽或下焦湿热所致的遗精、带下者禁用。

金锁固精丸由沙苑蒺藜（炒）、芡实（蒸）、莲须、龙骨（酥炙）、牡蛎（盐水煮一日一夜，煅粉）组成，共为细末，以莲子粉糊丸，空腹淡盐汤送下；亦可作汤剂，以水煎服。

## 固冲汤

固冲汤是具有益气健脾、固冲摄血作用的中医方剂。本方剂源于《医学衷中参西录》。因有固冲摄血之功，故名。

固冲汤用于治疗脾气虚弱、冲脉不固证。症见血崩或月经过多，或漏下不止、色淡质稀，心悸气短，神疲乏力，腰膝酸软，舌淡，脉细弱。临床应用以出血量多、色淡质稀、腰膝酸软、舌淡、脉微弱为辨证要点。现代常用于治疗功能失调性子宫出血、产后出血过多、月经过多等。

固冲汤由白术（炒）、生黄芪、龙骨（煅，捣细）、牡蛎（煅，捣细）、萸肉（去净核）、生杭芍、海螵蛸（捣细）、茜草、棕边炭、五倍子（轧细，药汁送服）组成，以水煎服。

## 固经丸

固经丸是具有滋阴清热、固经止血作用的中医方剂。本方剂源于《丹溪心法》。因有固经止血之功，故名。

固经丸用于治疗阴虚血热之崩漏证。症见经水过期不止或下血量过多、血色深红或紫黑稠黏，手足心热，腰膝酸软或小腹疼痛，舌红，脉弦数。临床应用以月经血色深红或紫黑稠黏、舌红、脉弦数为辨证要点。现代常用于治疗功能性子宫出血、慢性附件炎等。

固经丸由黄芩（炒）、白芍（炒）、龟板（炙）、黄柏（炒）、椿根皮、香附组成，研末，酒糊丸，以温开水送服；亦可做汤剂，以水煎服。

# 和解剂

和解剂是以和解、调和等作用为主，用于治疗少阳证以及脏腑功能不和病证方剂的统称。

根据《素问·上古天真论》中"法于阴阳，和于术数"、《素问·生气通天论》中"因而和之，是谓圣度"，以及《医学心悟》中"其在半表半里者，惟有和之一法焉"而立法，属于"八法"中的"和法"。少阳病多由他经传变或本经自受发病，其特点是位于人体半表半里，处太阳与阳明之间，外不在皮毛、内不及脏腑；或表现为脏腑、表里、气血之间功能失调。

◆ **适应证**

和解剂适用于邪在半表半里或肝脾不和、肠胃不和等证。凡少阳证、肝郁脾虚、肝脾不和及寒热互结、肠胃不和等证，症见往来寒热、默默不欲饮食、心烦喜呕、口苦、咽干、目眩、苔薄白、脉弦，或疟疾、黄疸等病而见少阳证者，或胸胁胀满、胁肋疼痛、不思饮食、嗳气吞酸、腹痛泄泻、月经不调，或心下痞但满而不痛，或呕吐、肠鸣下利等，均为其适用范围。

◆ **分类**

由于邪在半表半里，非汗、下、吐法所宜，故宜用和解之法。和解剂分为和解少阳剂、调和肝脾剂、调和寒热剂。

### 和解少阳剂

适用于少阳证。症见往来寒热，胸胁苦满，默默不欲饮食，心烦喜呕，口苦，咽干，目眩，舌苔薄白，脉弦等。常以辛散疏表药如柴胡，配伍苦寒清里药如黄芩等为主组成方剂。因邪入半表半里，正气不足，故此类方剂常配伍益气扶正的人参、大枣、炙甘草等。代表方剂有小柴胡汤、蒿芩清胆汤等。

### 调和肝脾剂

适用于肝脾不和证。症见胸胁胀满，胁肋疼痛，不思饮食，嗳气吞酸，腹痛泄泻，月经不调等。常以疏肝理气药如柴胡、枳壳等，健脾益气药如白术、茯苓等为主组成方剂。兼顾肝藏血的生理功能特点，常配伍养血柔肝药如白芍、当归。代表方剂有四逆散、逍遥散等。

**调和寒热剂**

适用于寒热互结于中焦者。此时既要清热，又要温里。常以辛温药如干姜、生姜、半夏，配伍苦寒药如黄芩、黄连等为主组成方剂。代表方剂有半夏泻心汤。

◆ **注意事项**

和解剂组方配伍较为独特,根据病证不同选择合适的药物配伍成方,常常祛邪与扶正兼行、透表与清里同施、疏肝与健脾共调、温里与清热并用，方剂无明显寒热、补泻偏颇，性质平和，作用缓和，照顾全面，故本类方剂针对的病证较复杂，适用范围广。

应用和解剂时应注意：①注意辨清病证部位，明确半表半里定位或失和脏腑，恰当使用相应治法及药物配伍。②注意表里、寒热、虚实的轻重而调整用量。凡邪在肌表，未入少阳，或已入里，阳明热盛者不宜使用；若劳倦内伤，饮食失调，气虚血弱而症见寒热者，非本类方剂所宜。③本类剂虽性质平和、适用较广，但毕竟以祛邪为主，不可泛用。

## 柴胡桂枝干姜汤

柴胡桂枝干姜汤是具有和解少阳、温化水饮作用的中医方剂。本方剂源于《伤寒论》。以方中主要药物命名。

柴胡桂枝干姜汤用于治疗少阳伤寒证。症见伤寒，胸胁满微结，小便不利，渴而不呕，但头汗出，往来寒热，心烦；亦可治疟疾寒多微有热，或但寒不热。临床以胸胁满微结、小便不利、渴而不呕为辨证要点。现代主要用于治疗疟疾、神经官能症、肝硬化、胆囊炎、精神分裂症等。

柴胡桂枝干姜汤由柴胡、桂枝、干姜、瓜蒌根、黄芩、牡蛎、甘草组成，以水煎服。

## 柴胡加龙骨牡蛎汤

柴胡加龙骨牡蛎汤是具有和解少阳、通阳泻热、重镇安神作用的中医方剂。本方剂源于《伤寒论》。以方剂中主要药物命名。

柴胡加龙骨牡蛎汤用于治疗伤寒少阳兼痰热扰心证。症见胸闷烦惊，小便不利，谵语，一身尽痛，不可转侧。临床以胸胁满微结、小便不利、渴而不呕为辨证要点。现代主要用于治疗失眠、神经官能症等。

柴胡加龙骨牡蛎汤由柴胡、龙骨、牡蛎、生姜、人参、桂枝、茯苓、半夏、黄芩、铅丹、大黄、大枣组成，以水煎服。

## 甘草泻心汤

甘草泻心汤是具有和胃补中、降逆消痞作用的中医方剂。本方剂源于《伤寒论》。因以甘草为君药，具有降逆除痞之效，故名。

甘草泻心汤用于治疗胃气虚弱之痞证。症见下利日数十行，谷不化，腹中雷鸣，心下痞硬而满，干呕，心烦不得安。临床应用以腹中雷鸣、心下痞硬而满、干呕、心烦不得安为辨证要点。现代常用于治疗复发性口腔溃疡，反流性食管炎，溃疡性结肠炎，肿瘤患者化疗后恶心、呕吐、腹泻等消化道症状，以及白塞氏综合征等。

甘草泻心汤由炙甘草、黄芩、人参、黄连、大枣（擘）、半夏组成，以水煎服。

# 蒿芩清胆汤

蒿芩清胆汤是具有清胆利湿、和胃化痰作用的中医方剂。本方剂源于《通俗伤寒论》。因以青蒿、柴胡为君药，具有清少阳胆热之功，故名。

蒿芩清胆汤用于治疗少阳湿热痰浊证。症见寒热如疟，热重寒轻，口苦膈闷，吐酸苦水，或呕黄涎而黏，甚则干呕呃逆，胸胁胀疼，小便黄少，舌红苔白腻，间现杂色，脉数弦滑者。临床应用以寒热如疟、热重寒轻、胸胁胀疼、吐酸苦水、舌红苔白腻、脉数弦滑为辨证要点。现代常用于治疗肠伤寒、急性胆囊炎、急性黄疸型肝炎、胆汁返流性胃炎、肾盂肾炎、疟疾、盆腔炎、钩端螺旋体病等。

蒿芩清胆汤由青蒿脑、淡竹茹、仙半夏、赤茯苓、青子芩、生枳壳、陈广皮、碧玉散（滑石、甘草、青黛，包）组成，以水煎服。

# 逍遥散

逍遥散是具有疏肝解郁、养血健脾作用的中医方剂。本方剂源于《太平惠民和剂局方》。因其具有解除肝郁血虚所致心情抑郁而自在逍遥，故名。

逍遥散用于治疗肝郁血虚脾弱证。症见两胁作痛，头痛目眩，口燥咽干，神疲食少，或往来寒热，或月经不调，乳房胀痛，脉弦而虚。临床应用以两胁作痛、神疲食少、月经不调、脉弦而虚为辨证要点。现代常用于治疗慢性肝炎、肝硬化、胆石症、胃及十二指肠溃疡、慢性胃炎、胃肠神经官能症、胆囊术后综合征、经前期综合征、更年期综合征、乳腺小叶增生、盆腔炎、慢性附件炎、不孕症、子宫肌瘤、黄褐斑、痛经、闭经、荨麻疹、缺血性视神经病变、慢性疲劳综合征等。

逍遥散由甘草（微炙赤）、当归、茯苓（去皮，白者）、白芍药、白术、柴胡（去苗）组成，以上研为粗末，加生姜、薄荷，以水煎服。本方剂现有中成药逍遥丸可供选择使用。

## 小柴胡汤

小柴胡汤是具有和解少阳作用的中医方剂。本方剂源于《伤寒论》。因以柴胡为君药，故名。

小柴胡汤用于治疗伤寒少阳证。症见往来寒热，胸胁苦满，默默不欲饮食，心烦喜呕，口苦，咽干，目眩，舌苔薄白，脉弦者；或热入血室证，症见妇人中风，经水适断，寒热发作有时；以及疟疾、黄疸等病而见少阳证者。临床应用以往来寒热、胸胁苦满、默默不欲饮食、心烦喜呕、苔白、脉弦为辨证要点。现代常用于治疗感冒、流行性感冒、小儿肺炎、疟疾、急性黄疸型肝炎、慢性肝炎、肝炎后综合征、肝硬化、急慢性胆囊炎、胆结石、急性胰腺炎、反流性食管炎、胆汁返流性胃炎、胃溃疡、胸膜炎、急性化脓性中耳炎、产褥热、急性乳腺炎、睾丸炎等。

小柴胡汤由柴胡、黄芩、人参、炙甘草、半夏（洗）、生姜（切）、大枣（擘）组成，以水煎服。

# 活血剂

活血剂是以活血化瘀药为主配伍组成，具有通行血脉、消散瘀血、通经止痛、破血消癥、疗伤消疮等作用，治疗瘀血证方剂的统称。

血是水谷精微所化生，为人体重要的营养物质。血主于心，藏于肝，统于脾，布于肺，根于肾，行于经脉之中，内可荣润五脏六腑，外可濡养四肢百骸。血瘀证是因某种原因，导致血行不畅、瘀滞内停，或离经妄行、血溢脉外而形成。治宜活血化瘀，即"血实者宜决之"（《素问·阴阳应象大论》）。

## ◆ 适应证

活血剂适用于各种瘀血阻滞证。凡胸胁脘腹刺痛，胸痹心痛，瘀血头痛，胃脘刺痛，瘀血阻络，血痹身痛，半身不遂，蓄血发狂，血厥昏迷；或瘀血阻滞，月经不调，痛经经闭，产后恶露不行，难产、死胎；或瘀血凝聚，癥瘕痞块，疟母，肝脾肿大；或跌打损伤，筋骨折伤，瘀血肿痛；或火毒壅络，气滞血凝，化为疮疡，红肿疼痛及寒凝血瘀，痰滞经络形成阴疽流注等证，均为其适用范围。

## ◆ 分类

根据作用强弱、主治病证的不同，活血剂分为活血化瘀剂、活血调经剂、疗伤止痛剂、活血消癥剂。

### 活血化瘀剂

适用于蓄血及瘀血证。症见刺痛，痛有定处，舌紫暗、舌上有青紫斑或紫点，腹部等病变部位有肿块，疼痛拒按、按之坚硬、固定不移。

常用活血化瘀药如桃仁、红花、川芎、赤芍、丹参等为主组成方剂。气行则血行，气滞则血滞，故常配伍柴胡、枳壳、乌药等理气药以行气活血。代表方剂有桃核承气汤。

### 活血调经剂

适用于经闭、痛经等证。症见漏下不止，小腹冷痛，月经不调，痛经等症；或血瘀性闭经、痛经，脉沉实而涩或产妇瘀阻腹痛，经水不利，腹中癥块等。血瘀偏寒者需配伍温经祛寒药如桂枝、吴茱萸等温经活血，代表方剂有温经汤、生化汤；血瘀偏热者当配伍清热凉血药如大黄、赤芍、丹皮等以清热活血，代表方剂有桃核承气汤；瘀血内结较重者，当配伍下瘀药如大黄、䗪虫等，代表方剂有下瘀血汤。

### 疗伤止痛剂

适用于跌打损伤所致的瘀血阻滞证。症见跌打损伤，瘀血内留，局部肿痛，痛不可忍。常用活血祛瘀药如桃仁、红花等，配伍活血理伤的天花粉等组成方剂。代表方剂有复元活血汤、代抵当丸。

### 活血消癥剂

适用于因久瘀入络者，以及血瘀积块成癥瘕者或瘀阻胞宫等证。症见腹部包块，腹痛拒按，舌色紫暗，脉涩。常用桃仁、丹皮、丹参等活血祛瘀药，配伍破积消癥药组成方剂。代表方剂有桂枝茯苓丸、大黄䗪虫丸。

### ◆ 注意事项

使用活血剂时，应辨清致瘀之因，分清标本缓急，急则治其标，缓则治其本，或标本兼顾。活血剂若逐瘀过猛或久用逐瘀，易耗血伤正，故须配伍养血益气之品，使祛瘀而不伤正；峻猛逐瘀之剂，不可久服，当中病即止。活血剂虽能促进血行，但其性破泄，易于动血、伤胎，故凡妇女经期、月经过多及孕妇，均当慎用或忌用。

## 《金匮要略》温经汤

《金匮要略》温经汤是具有温经散寒、祛瘀养血作用的中医方剂。本方剂源于《金匮要略》。因以温经散寒为主要功用，故名。

《金匮要略》温经汤用于治疗冲任虚寒、瘀血阻滞证。症见漏下不止，淋漓不畅，血色黯而有块，或月经超前或延后，或逾期不止，或一月再行，或经停不至，伴少腹里急，腹满，入暮发热，手心烦热，唇口干燥，舌黯红，脉细而涩；亦可治妇人宫冷不孕。临床应用以月经不调、小腹冷痛、经有瘀块、色紫而淡为辨证要点。现代常用于治疗功能性子宫出血、慢性盆腔炎、不孕症等。

《金匮要略》温经汤由吴茱萸、当归、芍药、川芎、人参、桂枝、阿胶、牡丹皮（去心）、生姜、甘草、半夏、麦冬（去心）组成，以水煎服。

## 复方丹参片

复方丹参片是具有活血化瘀、理气止痛作用的中成药制剂。其方剂源于《中华人民共和国药典》。因方中以丹参为君药，故名。

复方丹参片用于治疗气滞血瘀之胸痹。症见胸闷，心前区刺痛；或冠心病、心绞痛见上述症状者。临床应用以胸闷、胸痛为辨证要点。现代常用于治疗冠心病、心绞痛等。

复方丹参片由丹参、三七、冰片组成，为糖衣片，每片 0.47 克。本制剂还有复方丹参滴丸、复方丹参颗粒等中成药供选择使用。

## 桂枝茯苓丸

桂枝茯苓丸是具有活血化瘀、缓消癥块作用的中医方剂。本方剂源于《金匮要略》。因方中以桂枝茯苓为主药，故名。

桂枝茯苓丸用于治疗瘀阻胞宫证。症见腹痛拒按，或漏下不止、血色紫黑晦暗，或妊娠胎动不安等。临床应用以血色紫黑晦暗、腹痛拒按为辨证要点。现代常用于治疗子宫内膜炎、附件炎、子宫肌瘤、卵巢囊肿等。

桂枝茯苓丸由桂枝、茯苓、牡丹皮、桃仁（去皮尖）、芍药组成，炼蜜和丸，每丸 6 克，温开水送服。本方剂现有中成药桂枝茯苓胶囊可供选择使用。

## 活络效灵丹

活络效灵丹是具有活血祛瘀、通络止痛作用的中医方剂。本方剂源于《医学衷中参西录》。因以活络为功，效果灵验，故名。

活络效灵丹用于治疗气血凝滞证。症见心腹疼痛，或腿臂疼痛，或跌打瘀肿，或内外疮疡，以及癥瘕积聚等。临床应用以瘀痛明显为辨证要点。现代常用于治疗冠状动脉粥样硬化性心脏病、心绞痛、脑血栓形成、异位妊娠、坐骨神经痛、急性腰扭伤、颈椎病、肋间神经痛等。本方剂孕妇慎用。

活络效灵丹由当归、丹参、生明乳香、生明没药组成，煎汤服。若为散，一剂分作四次服，以温酒送下。

## 生化汤

生化汤是具有化瘀生新、温经止痛作用的中医方剂。本方剂源于《傅青主女科》。因其具有化瘀生新的作用，故名。

生化汤用于治疗血虚寒凝、瘀血阻滞证。症见产后恶露不行，小腹冷痛。临床应用以产后恶露不行、小腹冷痛为辨证要点。现代常用于治疗子宫内膜炎、附件炎、子宫肌瘤、卵巢囊肿等。

生化汤由全当归、川芎、桃仁（去皮尖）、干姜（炮黑）、炙甘草组成，加黄酒、童便各半煎服。

## 云南白药

云南白药是具有化瘀止血、活血止痛、解毒消肿作用的中成药制剂。

云南白药用于治疗跌打损伤，瘀血肿痛，以及吐血、咳血、便血、痔血、崩漏下血、疮疡肿毒。现代常用于治疗手术出血及软组织损伤、闭合性骨折、支气管扩张及肺结核咳血、溃疡病出血，以及皮肤感染性疾病。

云南白药方剂组成保密。现有中成药云南白药胶囊、云南白药气雾剂等可供选择使用。胶囊为硬胶囊，内容物为灰黄色至浅棕黄色的粉末。保险子为红色的球形或类球形水丸，剖面呈棕色或棕褐色。刀、枪、跌打诸伤，无论轻重，出血者用温开水进服；瘀血肿痛与未流血者用酒送服；妇科各症，用酒送服；月经过多，红崩，用温开水送服。其他内出血各症均可内服。凡遇较重的跌打损伤可先服保险子1粒，轻伤及其他病症不必服。

# 解表剂

解表剂是以辛散轻扬的解表药为主配伍组成，具有发汗、解肌、透疹等作用，主治各种表证方剂的统称。

根据《素问·阴阳应象大论》之"其在皮者，汗而发之"的原则立法，解表属于"八法"中的"汗法"。表证，系指六淫外邪侵袭人体肌表、肺卫所致，以恶寒、发热、头痛或身痛、苔白或黄、脉浮等为主症。病邪在表，病势轻浅，治宜辛散轻宣，使邪气从肌表发散外出。如果失时不治或治疗不当，邪气不能及时外解，则易向内传变，转生他证。《素问·阴阳应象大论》指出："善治者治皮毛，其次治肌肤，其次治筋脉，其次治六腑，其次治五脏。治五脏者，半死半生也。"

◆ 适应证

解表剂适用于六淫外邪侵袭人体肌表、肺卫所致的表证。凡风寒外感或温病初起，以及麻疹、疮疡、水肿、痢疾等初起，症见恶寒、发热、头痛、身疼、苔薄白、脉浮者，均为其适用范围。

◆ 分类

由于外邪有寒热之分、体质有强弱之别，故表证有不同。表证属风寒者，当辛温解表；属风热者，当辛凉解表；兼见气、血、阴、阳诸不足者，当辅以补益之法，以扶正祛邪。故解表剂分为辛温解表剂、辛凉解表剂、扶正解表剂。

### 辛温解表剂

适用于风寒表证。症见恶寒发热、头身疼痛，无汗或有汗，鼻塞流涕、咳喘，苔薄白，脉浮紧或浮缓等。常用辛温解表药如麻黄、桂枝、葱白、豆豉、羌活、苏叶、防风等为主组成方剂。因寒邪袭表，每致营阴郁滞；风邪伤卫，易使营阴不守而外泄；风寒束表，又常影响肺气宣降，故此类方剂常配伍活血通脉的桂枝、川芎，敛阴和营的白芍，以及宣降肺气的杏仁、桔梗等。代表方剂有麻黄汤、桂枝汤等。

### 辛凉解表剂

适用于风热表证。症见发热、微恶风寒，头痛、咽痛、咳嗽，口渴、舌尖红，苔薄黄，脉浮数等。常用辛凉解表药如薄荷、牛蒡子、桑叶、菊花等为主组成方剂。并根据风热之邪多夹热毒、温邪上侵首先犯肺的特点，以及伤阴耗津程度，配伍清热解毒的金银花、连翘、山栀，宣肺利咽的桔梗、生甘草，养阴生津的芦根、生地、麦冬之类。此外，对于麻疹初起未发或发而不透者，常用升麻配葛根辛凉解肌、透疹解毒，佐以赤芍凉血活血。代表方剂有银翘散、桑菊饮等。

### 扶正解表剂

适用于表证兼正气虚弱者。此时既要解表，又要扶正。扶正目的并非治疗正虚，而是有助于鼓邪外出，力使祛邪而不伤正。气虚或阳虚者外感风寒，常用辛温解表的麻黄、羌活、防风、苏叶等与益气助阳的人参、黄芪、附子、细辛等构成益气解表、助阳解表的方剂，代表方有败毒散、参苏饮。素体阴血不足而感受外邪，常用辛而微温或辛凉的解表药如葱白、豆豉、薄荷、葛根等与滋阴养血的玉竹、生地等组成滋阴解表、养血解表的方剂，代表方剂有加减葳蕤汤、葱白七味饮等。有关疏散外风、轻宣外燥、祛风胜湿等方剂，分别列入治风剂、治燥剂、祛湿剂。

◆ **注意事项**

解表剂多用辛散轻扬之品组方，故不宜久煎，以免药力耗散，作用减弱。汤剂一般宜温服，服后避风寒，并增衣被，或喝热粥以助发汗。汗出以遍身微汗为佳，若汗出不彻，恐病邪不解；汗出太过，易耗气伤津。若汗出病愈，即当停服，不必尽剂。同时，服药期间应注意禁食生冷、油腻之品，以免影响药物的吸收和药效的发挥。表邪未尽而又见里证者，一般原则应先解表，后治里；表里并重者，当表里双解。若外邪已入于里，或麻疹已透，或疮疡已溃，或虚证水肿，均不宜使用。

## 板蓝根冲剂

板蓝根冲剂是具有清热解毒、凉血利咽作用的中医方剂。又称板蓝根颗粒。本方剂源于《中华人民共和国药典》（2015 年版）。因以板蓝根为君药，故名。

板蓝根冲剂用于治疗肺胃热盛证。症见咽喉肿痛，口咽干燥，腮部肿胀，舌红、苔黄。临床应用以咽喉肿痛、口咽干燥、腮部肿胀为辨证要点。现代常用于治疗急性扁桃体炎、腮腺炎等。

板蓝根冲剂由板蓝根加辅料制成。一次 1～2 袋（含蔗糖规格：每袋 5 克或 10 克），或一次 1～2 袋（无蔗糖规格：每袋 1 克，相当于饮片 7 克；每袋 3 克，相当于饮片 7 克），一日 3～4 次，开水冲服。

## 荆防败毒散

荆防败毒散是具有发汗解表、消疮止痛作用的中医方剂。本方剂源于《摄生众妙方》。本方剂由《太平惠民和剂局方》败毒散去人参，加荆芥、防风而成，故名。

荆防败毒散用于治疗疮疡肿毒初起。症见局部红肿疼痛，恶寒发热、无汗不渴，舌苔薄白，脉浮数。临床应用以局部红肿疼痛、恶寒发热、无汗不渴、脉浮数为辨证要点。现代常用于外感风寒湿所致之表证。

荆防败毒散由羌活、独活、柴胡、前胡、枳壳、茯苓、防风、桔梗、荆芥、川芎、甘草组成，以水煎服。

## 九味羌活汤

九味羌活汤是具有发汗祛湿、兼清里热作用的中医方剂。本方剂源于《此事难知》。因以羌活为君药，药用九味，故名。

九味羌活汤用于治疗外感风寒湿邪、内有蕴热证。症见恶寒发热、无汗，头痛项强、肢体酸楚疼痛，口苦微渴，舌苔白或微黄，脉浮。临床应用以恶寒发热、头痛无汗、肢体酸楚疼痛、口苦微渴为辨证要点。现代常用于治疗感冒、急性肌炎、风湿性关节炎、偏头痛、腰肌劳损等。

九味羌活汤由羌活、防风、苍术、细辛、川芎、白芷、生地黄、黄芩、甘草组成，以水煎服。若感寒较甚、表证较重，宜热服，且应喝热粥以助药力；若寒邪不甚、表证较轻，则不必喝热粥，温服即可。本方剂现有丸剂、口服液、颗粒剂等中成药供选择使用。

## 双黄连口服液

双黄连口服液是具有疏风解表、清热解毒作用的中成药制剂。本制剂源于《中华人民共和国药典》。以方剂中三味药物首字合而为名。

双黄连口服液用于治疗外感风热之感冒。症见发热、咳嗽、咽痛。现代常用于治疗由细菌和病毒引起的上呼吸道感染、急性支气管炎、慢性支气管炎急性发作、急性咽炎、急性扁桃体炎、肺炎、肺脓肿、急性肠炎等。

双黄连口服液由金银花、黄芩、连翘组成，加辅料制成。口服，每次 10 ～ 20 毫升，一日 3 次；小儿酌减或遵医嘱。

## 银翘散

银翘散是具有辛凉透表、清热解毒作用的中医方剂。本方剂源于《温病条辨》。因以金银花、连翘为君药，故名。

银翘散用于治疗温病初起。症见发热、微恶风寒，无汗或有汗不畅，头痛口渴，咳嗽咽痛、舌尖红，苔薄白或薄黄，脉浮数。临床应用以发热、微恶风寒、咽痛、口渴、脉浮数为辨证要点。现代常用于感冒、流行性感冒、急性扁桃体炎、上呼吸道感染、肺炎、麻疹、流行性脑膜炎等辨证属温病初起、邪郁肺卫者。

银翘散由连翘、银花、苦桔梗、薄荷、竹叶、生甘草、芥穗、淡豆豉、牛蒡子组成，共研为散。每服 18 克，用鲜苇根汤煎，香气大出，即取服，不宜久煎。病重者，约 4 小时一服，一日三服，夜一服；轻者，6 小时一服，一日二服，夜一服；病未愈者，续服。本方剂现有银翘解毒丸、银翘解毒片等中成药供选择使用。

## 止嗽散

止嗽散是具有宣利肺气、疏风止咳作用的中医方剂。本方剂源于《医学心悟》。因具有缓解或制止咳嗽的功效，故名。

止嗽散用于治疗风邪犯肺之咳嗽。症见咳嗽咽痒、咳痰不爽，或微恶风发热，舌苔薄白，脉浮缓。临床应用以咳嗽咽痒、微恶风发热、苔薄白为辨证要点。现代常用于治疗上呼吸道感染、支气管炎、百日咳等。阴虚劳嗽或肺热咳嗽者不宜使用。

止嗽散由桔梗（炒）、荆芥、紫菀（蒸）、百部（蒸）、白前（蒸）、甘草（炒）、陈皮（水洗，去白）组成，共研为末。每服 9g，食后、临卧开水调下；初感风寒，用生姜汤调下。

# 开窍剂

开窍剂是以芳香开窍药为主配伍组成，具有开窍醒神作用，治疗窍闭神昏证方剂的统称。

窍闭者，即心窍闭塞，治当通关启闭，以复心主神明之常。故开窍剂以芳香开窍药为主配伍组成。热闭者，治宜清热解毒、开窍醒神，属于"八法"中的"清法"；寒闭者，治宜行气化浊、温通开窍，属于"八法"中的"温法"。因闭证常与痰浊内壅、肝风内扰有关，故可酌情加入祛痰、平肝之品。

◆ **适应证**

开窍剂适用于窍闭神昏之证，多由邪气壅盛、蒙蔽心窍所致。症见中风痰迷、牙关紧闭、神志昏蒙、昏迷等，均为其适用范围。

◆ **分类**

窍闭神昏之证有热闭和寒闭之分。热闭由温邪热毒内陷心包所致，治宜清热开窍；寒闭由寒湿痰浊之邪或秽浊之气蒙蔽心窍所致，治宜温通开窍。故开窍剂分为凉开剂和温开剂。

**凉开剂**

适用于温热邪毒内陷心包的热闭证。症见高热，神昏，谵语，甚至痉厥等；中风、惊厥及感触秽浊之气而致突然昏倒、不省人事等属热闭者，亦可选用。常用芳香开窍药如麝香、冰片、郁金、石菖蒲等，配伍清热泻火、凉血解毒药为主组成方剂。因热入心包易引起神志不安，故常配伍镇心安神药，如朱砂、磁石、琥珀、珍珠等；邪热内陷，易灼液为痰，故可适当配伍清化痰热的药，如胆南星、川贝母、天竺黄等。代表方剂有安宫牛黄丸、紫雪、至宝丹、抱龙丸等。

**温开剂**

适用于中风、中寒、气郁、痰厥等属于寒邪痰浊内闭之证。症见突然昏倒，牙关紧闭，不省人事，苔白脉迟等。常用芳香开窍药如麝香、苏合香、冰片等为主，配伍温里行气之品组成方剂。代表方剂有苏合香丸等。

### ◆ 注意事项

应用开窍剂时，首先当辨清闭证和脱证。凡见神昏口噤、两手握固、二便不通、脉实有力之闭证方可应用，对汗出肢冷、呼吸气微、手撒尿遗、口开目合、脉象虚弱无力或脉微欲绝之脱证则不宜使用。其次，需辨清闭证之寒热，正确地选用凉开或温开。阳明腑实而兼邪陷心包者，应根据病情的轻重缓急，或先投寒下，或开窍与攻下同用。开窍剂多由气味芳香、辛散走窜之品组成，易耗伤正气，应中病即止，不宜久服；孕妇亦当慎用或禁用。本类方剂多制成丸、散剂，不宜加热煎煮，以免药力散失，影响疗效。

## 安宫牛黄丸

安宫牛黄丸是具有清热解毒、豁痰开窍作用的中医方剂。本方剂源于《温病条辨》。

安宫牛黄丸用于治疗邪热内陷心包证。症见高热烦躁，神昏谵语，口干舌燥，或舌謇肢厥，舌红或绛，脉数；亦可治中风昏迷，小儿惊厥等属邪热内闭者。临床应用以高热烦躁、神昏谵语、舌红或绛、脉数为辨证要点。现代常用于治疗乙型脑炎、流行性脑脊髓膜炎、病毒性脑炎、脑血管意外、颅脑损伤意识障碍、癫痫、肺性脑病、肝性脑病、中毒性痢疾、尿毒症、败血症等。本方剂含香窜、寒凉及有毒之品，当中病即止，不宜过服、久服；孕妇慎用。

安宫牛黄丸由牛黄、郁金、犀角（水牛角代）、黄连、朱砂、冰片、麝香、珍珠、山栀子、雄黄、黄芩组成，为极细末，炼老蜜为丸，金箔为衣，蜡护，脉虚者以人参汤下，脉实者以银花、薄荷汤下，昏迷不能口服者，可鼻饲给药。本方剂现有中成药安宫牛黄散可供选择使用。

## 牛黄清心丸

牛黄清心丸是具有清心化痰、开窍息风作用的中成药制剂。本方剂源于《中华人民共和国药典》（2010 年版）。

牛黄清心丸用于治疗风痰阻窍之神昏证。症见高热神昏，虚烦不适，头晕目眩，痰涎壅盛，神志混乱，言语不清，舌质红、苔黄腻，脉弦滑；以及惊风抽搐，癫痫。临床应用以头晕目眩，痰涎壅盛，神志混乱，言语不清，舌质红、苔黄腻，脉弦滑为辨证要点。现代常用于治疗脑出血、脑梗死及癫痫等。本方剂药物辛香走窜，不可过量服用；有损胎气，孕妇慎用。

牛黄清心丸由牛黄、当归、川芎、甘草、山药、黄芩、苦杏仁（炒）、大豆黄卷、大枣（去核）、白术（炒）、茯苓、桔梗、防风、柴胡、阿胶、干姜、白芍、人参、六神曲（炒）、肉桂、麦冬、白蔹、蒲黄（炒）、人工麝香、冰片、水牛角浓缩粉、羚羊角、朱砂、雄黄组成，制成大蜜丸或水丸，口服。

## 苏合香丸

苏合香丸是具有温通开窍、行气止痛作用的中医方剂。本方剂源于

《广济方》，录自《外台秘要》。

苏合香丸用于治疗寒闭证。症见突然昏倒，牙关紧闭，不省人事，苔白，脉迟；亦可治心腹卒痛，甚至昏厥，以及中风、中气及感受时行瘴疬之气等属寒凝气滞之闭证者。临床应用以突然昏倒、不省人事、牙关紧闭、苔白、脉迟为辨证要点。现代常用于治疗流行性乙型脑炎、脑血管意外、癫痫、肝昏迷、冠心病心绞痛、心肌梗死等。本方剂药物辛香走窜，不可过量服用；并有损胎气，孕妇慎用；脱证、热闭者忌用。

苏合香丸由白术、朱砂（研）、麝香、诃黎勒皮、香附子（中白）、沉香（重者）、青木香、丁香、安息香、白檀香、荜茇、犀角（水牛角代）、熏陆香、苏合香、龙脑香组成，捣筛极细，白蜜煎，去沫，和为丸，以温开水送服。昏迷不能口服者，可鼻饲给药。

## 小儿回春丹

小儿回春丹是具有开窍定惊、清热化痰作用的中医方剂。本方剂源于《敬修堂药说》。为儿科可用方剂。

小儿回春丹用于治疗小儿急惊风、痰热蒙蔽心窍证。症见发热烦躁，神昏惊厥，或反胃呕吐，夜啼吐乳，痰嗽哮喘，腹痛泄泻。临床应用以发热烦躁、神昏惊厥、痰嗽哮喘、腹痛泄泻为辨证要点。现代常用于治疗流行性乙型脑炎、流行性脑脊髓膜炎、病毒性脑炎、重症肺炎、猩红热、化脓性感染等。本方剂辛香耗气，不可久服；孕妇慎用。

小儿回春丹由川贝母、陈皮、木香、白豆蔻、枳壳、法半夏、沉香、天竺黄、僵蚕、全蝎、檀香、牛黄、麝香、胆南星、钩藤、大黄、天麻、甘草、朱砂组成，制为小丸，口服。

## 至宝丹

至宝丹是具有清热开窍、化浊解毒作用的中医方剂。本方剂源于《太平惠民和剂局方》。

至宝丹用于治疗痰热内闭心包证。症见神昏谵语，身热烦躁，痰盛气粗，舌绛、苔黄垢腻，脉滑数；亦可治中风、中暑、小儿惊厥等属于痰热内闭者。临床应用以神昏谵语，身热烦躁，痰盛气粗，舌绛、苔黄垢腻，脉滑数为辨证要点。现代常用于治疗流行性乙型脑炎、流行性脑脊髓膜炎、脑血管意外、肝昏迷、中毒性痢疾，以及中暑、小儿抽搐等。本方剂芳香辛燥之品较多，有耗阴劫液之弊，故神昏谵语因阳盛阴虚所致者忌用；孕妇慎用。

至宝丹由水牛角、生玳瑁、琥珀、朱砂、雄黄、牛黄、龙脑、麝香、安息香、金银箔组成，研末为丸，服时用人参汤化下，小儿酌减。本方剂现有中成药局方至宝散可供选择使用。

# 理气剂

理气剂是以理气药为主配伍组成，具有行气或降气作用，治疗气滞或气逆证方剂的统称。

根据《素问·至真要大论》中"逸者行之""高者抑之"的原则立法，属于"八法"中的"消法"。气机升降失常分为气虚、气陷、气滞、气逆四类，气虚证和气陷证的方剂参见补益剂，气滞以肝气郁结与脾胃气滞为主，气逆以胃气上逆和肺气上逆为主。

◆ 适应证

理气剂适用于气滞证或气逆证。凡气机阻滞、运行不畅，或升降失常、逆而向上，症见胸胁脘腹胀痛，时轻时重，走窜不定，或咳嗽气喘，恶心呕吐，嗳气呃逆者，均为其适用范围。

◆ 分类

气滞即气机阻滞，治宜行气而调之；气逆即气机上逆，治当降气以平之。故理气剂分为行气剂、降气剂。

**行气剂**

适用于气滞证，以肝气郁滞和脾胃气滞为主。①肝气郁滞证。症见胸胁或少腹胀痛，走窜不定，脉弦等。常以疏肝理气药如香附、川楝子、乌药、青皮等为主组成方剂。②脾胃气滞证。症见脘腹胀满，嗳气吞酸，呕恶食少等。常以理脾调气药如陈皮、厚朴、木香、砂仁等为主组成方剂。

因气机郁滞，常使血行不畅；寒性收引，常致气机失调；气郁不行，常化热生火。故此类方剂常配伍活血化瘀的川芎、当归，温里散寒的高良姜、小茴香，以及清热泻火的栀子、黄芩等。代表方剂有越鞠丸、天台乌药散等。

**降气剂**

适用于气逆证，以肺气上逆或胃气上逆为主。①肺气上逆。以咳嗽、气喘为主症。常以降气平喘药如苏子、杏仁、桑白皮、厚朴等为主组成方剂。②胃气上逆。以呕吐、嗳气、呃逆为主症。常以降逆和胃药如旋覆花、代赭石、半夏、竹茹等为主组成方剂。

　　因肺胃气逆，常兼气血不足；久咳不止，易于耗散肺气；咳喘日久，易使肾不纳气。故此类方剂常配伍补益气血的当归、人参，敛肺止咳的白果、五味子，以及温肾纳气的肉桂、沉香等。代表方剂有旋覆代赭汤、苏子降气汤等。

### ◆　注意事项

　　使用理气剂时，首先应辨清病证的虚实，若气滞实证，治当行气，误补则气滞愈甚；若为气虚之证，当补其虚，误用行气则其气更虚。其次，应辨清有无兼证，若气滞与气逆相兼为病，应分清主次，行气与降气结合使用。此外，理气剂的用药多为辛温香燥之品，易耗气伤津，助热生火，慎勿过剂，或适当配伍益气滋阴之品以制其偏。对于年老体弱，阴虚火旺，或有出血倾向者，或孕妇及适值经期者，均应慎用。

## 半夏厚朴汤

　　半夏厚朴汤是具有行气散结、降逆化痰作用的中医方剂。本方剂源于《金匮要略》。因以半夏、厚朴为君药、臣药，故名。

　　半夏厚朴汤用于治疗梅核气。症见咽中如有物阻，咯吐不出，吞咽不下，胸膈满闷，或咳或呕，舌苔白润或白滑，脉弦缓或弦滑。临床应用以咽中如有物阻、吞吐不得，胸膈满闷，苔白腻，脉弦滑为辨证要点。现代常用于治疗癔病、胃神经官能症、慢性咽炎、慢性支气管炎、食道痉挛等。本方剂药多辛温苦燥，仅适宜于痰气互结而无热者，若见颧红口苦、舌红少苔，属于气郁化火、阴伤津少者，不宜使用本方剂。半夏厚朴汤由半夏、厚朴、茯苓、生姜、苏叶组成，以水煎服。

## 柴胡疏肝散

柴胡疏肝散是具有疏肝解郁、行气止痛作用的中医方剂。本方剂源于《医学统旨》，录自《证治准绳》。因以柴胡为君药，疏肝解郁为主要作用，故名。

柴胡疏肝散用于治疗肝气郁滞证。症见胁肋疼痛，胸闷喜太息，情志抑郁易怒，或嗳气，脘腹胀满，脉弦。临床应用以胁肋胀痛、脉弦为辨证要点。现代常用于治疗慢性肝炎、慢性胃炎、胁间神经痛等。本方剂药性芳香辛燥，易于耗气伤阴，不宜久服，且孕妇慎用。

柴胡疏肝散由柴胡、陈皮（醋炒）、川芎、香附、芍药、枳壳（麸炒）、炙甘草组成，水煎，饭前服用。

## 定喘汤

定喘汤是具有宣降肺气、清热化痰作用的中医方剂。本方剂源于《摄生众妙方》。因诸药宣降肺气而平哮喘，故名。

定喘汤用于治疗痰热内蕴、风寒外束之哮喘。症见咳喘痰多气急，痰稠色黄，或微恶风寒，舌苔黄腻，脉滑数。临床应用以咳喘气短、痰稠色黄、苔黄腻、脉滑数为辨证要点。现代常用于治疗慢性支气管炎、慢性支气管哮喘、肺气肿、肺源性心脏病等。

定喘汤由白果（去壳，砸碎，炒黄色）、麻黄、苏子、甘草、款冬花、杏仁（去皮尖）、桑白皮（蜜炙）、黄芩（微炒）、法半夏（如无，用甘草汤泡七次，去脐用）组成，以水煎服。

## 厚朴温中汤

厚朴温中汤是具有行气除满、温中燥湿作用的中医方剂。本方剂源于《内外伤辨惑论》。因以厚朴为君药，以温中下气除满为主要作用，故名。

厚朴温中汤用于治疗脾胃气滞寒湿证。症见脘腹胀满或疼痛，不思饮食，舌苔白腻，脉沉弦。临床应用以脘腹胀满或疼痛、舌苔白腻、脉沉弦为辨证要点。现代常用于治疗急慢性胃炎、肠炎、胃溃疡、胃肠功能紊乱等。

厚朴温中汤由厚朴（姜制）、陈皮（去白）、炙甘草、草豆蔻仁、茯苓（去皮）、木香、干姜组成，加生姜三片，以水煎服。

## 木香顺气丸

木香顺气丸是具有行气化湿、健脾和胃作用的中成药制剂。本方剂源于《中华人民共和国药典》。因木香用量大，诸药均有行气之功，故名。

木香顺气丸用于治疗湿浊中阻、脾胃不和证。症见胸膈痞闷，脘腹胀痛，呕吐恶心，嗳气纳呆。临床应用以胸膈痞闷、脘腹胀痛为辨证要点。现代常用于治疗肝炎、慢性胃炎、肋间神经痛、乳腺增生、功能性消化不良等。

木香顺气丸由木香、砂仁、醋香附、槟榔、甘草、陈皮、厚朴、枳壳（炒）、苍术（炒）、青皮（炒）、生姜组成，加入辅料制成丸剂，口服，一次 6 ～ 9 克。孕妇慎用。

## 元胡止痛片

元胡止痛片是具有理气、活血、止痛作用的中成药制剂。本制剂源于《中华人民共和国药典》。因延胡索用量大，全方具止痛之功，故名。

元胡止痛片用于治疗气滞血瘀证。症见胃痛，胁痛，头痛及痛经。临床应用以胃痛、胁痛、头痛及痛经为辨证要点。现代常用于治疗胃溃疡、慢性胃炎、肋间神经痛、偏头痛、子宫内膜异位症等。孕妇忌用。

元胡止痛片由醋延胡索、白芷组成，加入辅料制为片剂，口服，一次 4 ～ 6 片。本制剂现还有元胡止痛口服液、元胡止痛颗粒、元胡止痛胶囊、元胡止痛滴丸等中成药可供选择使用。

# 清热剂

清热剂是以清热药为主配伍组成，具有清热、泻火、凉血、解暑、解毒、清虚热等作用，治疗里热证方剂的统称。

根据《素问·至真要大论》"热者寒之""温者清之"的原则立法，属于"八法"中的"清法"。里热证，系指感受外邪，化热入里，或脏腑阳热偏盛而致，以发热口渴、舌红苔黄、脉数等为主症。因邪热在里，故治宜用寒凉药物组成的方剂以清泄里热。

◆ 适应证

清热剂适用于里热证。凡外感病邪热传里，气分热盛、热入营血、三焦火毒、气血两燔，以及内伤杂病脏腑热盛，或热病后期，热未除而阴液耗伤。症见发热汗出、烦躁口渴、吐衄发斑、舌质红或红绛、苔黄燥、脉数者，均为其适用范围。

◆ **分类**

里热证有热在气分与血分之分，热又分为实热与虚热，还有热在不同脏腑之别，治疗虽皆以清热为法，但遣药制方又各有特点。故清热剂分为清气分热剂、清营凉血剂、清热解毒剂、气血两清剂、清脏腑热剂和清虚热剂。

**清气分热剂**

适用于温病气分证。症见壮热、烦渴、大汗、脉洪大有力，或身热多汗、心胸烦闷、口干舌红，或虚烦不眠，舌苔薄黄等。常以清热泻火的石膏、竹叶等凉而不遏之品为主组成方剂。因气分热盛，发热汗多，极易耗气伤津，故此类方剂常配伍清热生津的知母、麦冬，益气生津的人参、甘草、粳米等。若热郁胸膈，多配伍豆豉以助宣泄。代表方剂有白虎汤、竹叶石膏汤、栀子豉汤等。

**清营凉血剂**

适用于温病邪热传营、热入血分证。营分证可见身热夜甚、时有谵语，或斑疹隐隐，舌绛而干等；血分证则见吐血、衄血、便血、尿血，斑疹紫黑，神昏谵语或蓄血发狂，舌绛起刺等。常以清营凉血药如犀角（现代用水牛角代替）、生地黄等为主组成方剂。由于营分之热常由气分传入，热在血分每易与血结成瘀，邪热内蕴易致阴液受灼，故此类方剂常配伍轻清透达的金银花、连翘、竹叶，滋阴增液的麦冬、玄参，以及凉血散瘀的牡丹皮、芍药等，即所谓"入营犹可透热转气""入血就恐耗血动血，直须凉血散血"（《外感温热病篇》）。代表方剂有清营汤、犀角地黄汤等。

### 清热解毒剂

适用于热毒炽盛证。症见壮热烦渴，躁扰狂乱，或头面焮肿，或口糜咽痛，或疔疮疖肿，局部红肿热痛，舌红苔黄，脉数等。常以苦寒清热解毒药如黄连、黄芩、黄柏、栀子、金银花、连翘、蒲公英等为主组成方剂。因体表热毒肿疡常兼风邪，热毒壅聚郁结易致气血失畅，故此类方剂常配伍疏风散邪的薄荷、牛蒡子、僵蚕、防风，活血行气的川芎、乳香、没药、陈皮等。对于热毒壅盛者，亦常配伍大黄、芒硝以导热下行，以泻代清。代表方剂有黄连解毒汤、凉膈散、普济消毒饮、仙方活命饮、五味消毒饮、四妙勇安汤等。

### 气血两清剂

适用于气血两燔证。症见大热烦渴，吐衄发斑，神昏谵语，舌红绛，脉洪数等。治宜清气与凉血之法并施，故此类方剂以清气分热药与清营凉血药为主配伍而成。代表方剂有清瘟败毒饮。

### 清脏腑热剂

适用于热邪偏盛于某一脏腑所形成的火热之证。其临床表现因病位而异，如心经有热，则心胸烦热，口渴面赤，口舌生疮；肝胆实火，则胁肋胀痛，头痛目赤，急躁易怒；肺中有热，则咳嗽气喘，咯痰色黄，舌红苔黄；热在脾胃，则牙痛龈肿，口疮口臭，烦热易饥；热在肠腑，则下痢赤白，泻下臭秽，肛门灼热等。故此类方剂宜针对热邪所在的脏腑而选用相应的清热药组方。

若心经热盛，常以清心泻火的黄连、莲子心等为主，配伍导热下行的木通、竹叶等药组成方剂，代表方剂有导赤散、清心莲子饮等。

肝胆实火，常以清肝泻火的龙胆草、栀子、黄芩等为主，配伍疏肝解郁的柴胡、防风、薄荷，滋养阴血的当归、生地黄，或清利肝胆湿热的木通、泽泻、车前子等组成方剂，代表方剂有龙胆泻肝汤、泻青丸等。

热郁于肺，常以清肺泻热的桑白皮、苇茎、黄芩等为主，配伍清泻伏火的地骨皮，化痰排脓的冬瓜、薏苡仁等组成方剂，代表方剂有泻白散、苇茎汤等。

脾胃有热，常用清胃泻火的石膏、知母、黄连等为主，配伍升散郁热的升麻、藿香、防风等以发散郁火，或配伍凉血养阴的生地黄、麦冬等组成方剂，代表方剂有清胃散、玉女煎等。

热在肠腑，常用清肠燥湿解毒的黄连、黄芩、黄柏、白头翁等为主，配伍调气行血的当归、芍药、木香、槟榔等组成方剂，即"行血则便脓自愈，调气则后重自除"（《素问病机气宜保命集》），代表方剂有芍药汤、白头翁汤等。

### 清虚热剂

适用于虚热证，主要见于热病后期。因邪热未尽、阴液已伤、热留阴分，而致暮热朝凉，热退无汗，舌红少苔，脉细数，或肝肾阴虚，骨蒸潮热；或阴虚火扰，发热盗汗等症。常以清虚热药如青蒿、地骨皮、秦艽、银柴胡、胡黄连等为主，配伍滋阴清热的生地黄、鳖甲、知母以及固表止汗的黄芪等组成方剂。代表方剂有青蒿鳖甲汤、清骨散、秦艽鳖甲散等。

◆ **注意事项**

清热剂用于表证已解而邪热入里或里热炽盛且尚未结实之证。应用时务须辨清证候的虚实、热邪的部位、热病的阶段、邪气的微甚，才能施以恰当的方药。本类剂属苦寒之剂，易败胃伤阳，切勿过服，必要时配伍醒脾、和胃、温中之品。对于热邪炽盛、服清热剂入口即吐者，可于方中少佐辛温的姜汁，或凉药热服以为反佐。此外，注意因人、因时、因地择药制方，如阳虚之体切忌过用寒凉，阴虚之人注重保液护津。季节时令、所居环境等因素亦当兼顾。

# 当归六黄汤

当归六黄汤是具有滋阴泻火、固表止汗作用的中药方剂。本方剂源于《兰室秘藏》。因本方剂以当归配伍生地黄、黄芩、黄柏、黄连、熟地黄和黄芪，故名。

当归六黄汤用于治疗阴虚火旺盗汗。症见发热盗汗，面赤心烦，口干唇燥，大便干结，小便赤黄，舌红苔黄，脉数。临床应用以盗汗面赤、心烦溲赤、舌红、脉数为辨证要点。现代常用于治疗甲状腺功能亢进、结核病、糖尿病、更年期综合征等。本方剂养阴泻火之力颇强，适用阴虚火旺、中气未伤者。

当归六黄汤由当归、生地黄、黄芩、黄柏、黄连、熟地黄、黄芪组成，以水煎服。

## 黄连解毒汤

黄连解毒汤是具有泻火解毒作用的中医方剂。本方剂源于《外台秘要》。因以黄连为君药，又解毒力强，故名。

黄连解毒汤用于治疗三焦火毒热盛证。症见大热烦躁，口燥咽干，错语不眠，或热病吐血、衄血，或热甚发斑，或身热下痢，或湿热黄疸，或外科痈疡疔毒，小便黄赤，舌红苔黄，脉数有力。临床应用以大热烦躁、口燥咽干、舌红苔黄、脉数有力为辨证要点。现代常用于治疗败血症、脓毒血症、急性细菌性痢疾、急性肠炎、肺炎、尿路感染、流行性脑脊髓膜炎、乙型脑炎等。本方剂为苦寒之品，非火毒热盛者不可用，亦不可多服、久服，否则易伤脾胃，故脾胃虚弱者慎用。黄连解毒汤由黄连、黄芩、黄柏、栀子组成，以水煎服。

## 黄芩泻白散

黄芩泻白散是具有泻肺热、利小便作用的中医方剂。本方剂源于《症因脉治》。

黄芩泻白散用于治疗肺经有热证。症见喘咳面肿，气逆胸满，小便不利。临床应用以喘咳面肿为辨证要点。现代常用于治疗上呼吸道感染、肺炎等。

黄芩泻白散由黄芩、桑白皮、地骨皮、甘草组成，以水煎服。

## 龙胆泻肝丸

龙胆泻肝丸是具有泻肝胆实火、清肝经湿热作用的中医方剂。本方剂源于《医方集解》。因以龙胆草为君药，专入肝经，故名。

龙胆泻肝丸用于治疗肝胆实火上炎证和肝经湿热下注证。肝胆实火上炎症见头痛目赤，两胁隐痛，口苦，耳聋，耳肿，舌红苔黄，脉弦数有力等；肝经湿热下注症见阴肿，阴痒，阴汗，小便淋浊，妇女带下黄臭，舌红苔黄腻，脉弦数有力等。临床应用以口苦溺赤、舌红苔黄、脉弦数有力为辨证要点。现代常用于治疗顽固性偏头痛、头部湿疹、高血压、急性结膜炎、虹膜睫状体炎、外耳道疖肿、鼻炎、急性黄疸型肝炎、急性胆囊炎、泌尿生殖系统炎症、急性肾盂肾炎、急性膀胱炎、尿道炎、外阴炎、睾丸炎、腹股沟淋巴腺炎、急性盆腔炎、带状疱疹等。本方剂苦寒，易耗伤胃气，故脾胃虚寒或阴虚阳亢者禁用。

龙胆泻肝丸由龙胆草（酒炒）、黄芩（炒）、栀子（酒炒）、泽泻、木通、当归（酒炒）、生地黄（酒炒）、柴胡、生甘草、车前子组成，加辅料制成丸剂。每服 6～9 克，一日两次，以温开水送下。亦可以水煎服，称为龙胆泻肝汤。

## 牛黄上清丸

牛黄上清丸是具有清热降火、散风止痛作用的中医方剂。本方剂源于《医学入门》，有加减；收载于《中华人民共和国药典》（2020 年版）。此方牛黄为君药，主治风火上攻头面，故名。

牛黄上清丸用于治疗热毒内盛、风火上攻证。症见头痛眩晕，目赤耳鸣，咽喉肿痛，口舌生疮，牙龈肿痛，大便燥结。临床应用以头痛眩晕、目赤咽痛、舌红苔黄、脉数为辨证要点。现代常用于治疗急性咽炎、急性扁桃体炎、急性结膜炎、麦粒肿、头痛、口腔溃疡、牙龈炎等。本方剂苦寒，不可久服，脾胃虚寒者、孕妇慎用。

牛黄上清丸由牛黄、薄荷、菊花、荆芥穗、白芷、川芎、栀子、黄连、黄柏、黄芩、大黄、连翘、赤芍、当归、地黄、桔梗、甘草、石膏、冰片组成，加入辅料制成丸剂，每丸重6克，一次一丸，一日两次。本方剂现有中成药制剂可供选择使用。

## 蒲地蓝消炎片

蒲地蓝消炎片是具有清热解毒、抗炎消肿的中成药制剂。本制剂源于《中华人民共和国卫生部药品标准 中药成方制剂（第三册）》。

蒲地蓝消炎片现代常用于多发性疖肿、咽炎、扁桃腺炎等属热毒炽盛者。症见咽喉肿痛、痈疡疖肿，红肿热痛，舌红苔黄，脉数。临床应用以局部红肿热痛、舌红苔黄、脉数为辨证要点。蒲地蓝消炎片由蒲公英、黄芩、苦地丁、板蓝根等制成片剂，每片重0.6克。口服，一次三四片，一日四次。

# 驱虫剂

驱虫剂是以驱虫药物为主配伍组成，具有驱虫或杀虫等作用，治疗人体寄生虫病方剂的统称。驱虫剂治法属于"八法"中的"消法"。

◆ **主治病证**

人体寄生虫病即由寄生虫所致的病证。人体常见的寄生虫有蛔虫、蛲虫、钩虫、绦虫等消化道寄生虫。症见脐腹作痛，时发时止，面色萎黄，或青或白，或生虫斑，舌苔剥落，脉象乍大乍小等。如失治迁延日久，可出现肌肉消瘦、不思饮食、精神萎靡、肚大青筋的疳积证。

#### ◆ 配伍特点

因寄生虫证有寒热虚实的不同，故驱虫剂的配伍也因证而异。若虫证属寒，常配伍温中祛寒药，如川椒、干姜等；若虫证属热，常配伍苦寒清热药，如黄连、黄柏等；若寒热错杂，当寒热并调；若虫证兼有食积成疳，常配伍消食化积的神曲、麦芽；若虫证兼正虚，常配伍益气补血的人参、当归。为促进虫体的排出，驱虫剂中还常配泻下的大黄等。

#### ◆ 适应证

驱虫剂适用于寄生虫侵袭人体所致的肠胃虫证。凡寄生虫侵袭人体肠胃等脏腑，症见脐周腹痛、面色萎黄或面有虫斑、倦怠乏力者，均为其适用范围。代表方剂有乌梅丸、化虫丸等。

#### ◆ 注意事项

使用驱虫剂，首先应注意辨别寄生虫的种类，有针对性地选择方药。其次要注意掌握某些有毒驱虫药的用量，以免中毒或损伤正气。驱虫后，应注意调理脾胃，以善其后。再者，驱虫剂宜空腹服用，服后忌食油腻食物。因驱虫药多系攻伐之品，不宜久服，年老体弱者、孕妇等宜慎用。

## 化虫丸

化虫丸是具有驱杀肠中诸虫作用的中医方剂。本方剂源于《太平惠民和剂局方》。因杀虫之力颇强，故名。

化虫丸用于治疗肠中诸虫。症见腹痛时发时止，往来上下，或呕吐清水涎沫，或吐蛔虫，多食而瘦，面色青黄。临床应用以腹痛时作、呕吐或吐虫为辨证要点。现代常用于治疗肠中各种虫积。本方剂药毒性较大，要严格把握用量，不宜久服。使用后要注意调补脾胃，若虫未尽，可隔周再服。年老体弱者、小儿要慎用，孕妇应忌用。

化虫丸由胡粉（炒）、鹤虱（去土）、槟榔、苦楝根（去浮皮）、白矾（枯）组成，共研为末，面糊为麻子大小丸。每服 6 ~ 9 克，空腹米汤送下，儿童用量酌减。

## 理中安蛔汤

理中安蛔汤是具有温中安蛔作用的中医方剂。本方剂源于《万病回春》。

理中安蛔汤用于治疗中焦虚寒蛔扰证。症见便溏溲清，腹痛肠鸣，便蛔或吐蛔，四肢不温，舌苔薄白，脉虚缓。临床应用以便溏溲清、便蛔或吐蛔、四肢不温、舌苔薄白、脉虚缓为辨证要点。理中安蛔汤由人参、白术、茯苓、干姜（炒黑）、川椒、乌梅组成，以水煎服。

## 连梅安蛔汤

连梅安蛔汤是具有清热安蛔作用的中医方剂。本方剂源于《通俗伤寒论》。

连梅安蛔汤用于治疗肝胃热盛蛔动证。症见腹痛，不思饮食，食则吐蛔，甚或烦躁，厥逆，面赤口燥，舌红脉数。临床应用以腹痛、不思饮食、食则吐蛔、烦躁、舌红脉数为辨证要点。现代常用于治疗胆道蛔虫病。连梅安蛔汤由胡黄连、川椒（炒）、白雷丸、乌梅肉、生川柏、尖槟榔（磨汁冲）组成，以水煎服。

## 乌梅丸

乌梅丸是具有温脏安蛔作用的中医方剂。本方剂源于《伤寒论》。因以乌梅为君药，故名。

乌梅丸用于治疗蛔厥证。症见脘腹阵痛，烦闷呕吐，时发时止，得食则吐，甚则吐蛔，手足厥冷；或久泻久利。临床应用以腹痛时作、烦闷呕吐、常自吐蛔、手足厥冷为辨证要点。现代常用于治疗胆道蛔虫症、慢性菌痢、慢性胃肠炎、结肠炎等。蛔虫病发作之时，可先用本方剂安蛔，再行驱虫。

乌梅丸由乌梅、细辛、干姜、黄连、当归、附子（炮，去皮）、蜀椒（炒香）、桂枝（去皮）、人参、黄柏组成，乌梅用醋浸一宿，去核打烂，和余药打匀，烘干或晒干，研成细末，加蜜制丸，每服9克，空腹以温开水送下；亦可作汤剂，以水煎服。

# 祛湿剂

祛湿剂是以祛湿药物为主配伍组成，具有化湿行水、通淋泄浊作用，治疗水湿为病方剂的统称。

根据《素问·汤液醪醴论》之"洁净府"，以及《素问·至真要大论》之"湿淫于内，治以苦热，佐以酸淡，以苦燥之，以淡泄之"的原则立法，属于"八法"中的"消法"。湿邪为病，有外湿与内湿之分。外湿多从外受，病变部位多在肌表、经络、关节，以恶寒发热、头身疼重、肢节酸痛或面目浮肿为主症。内湿多从内生，病变部位多在脏腑，以脘腹胀满、呕恶泄利、水肿淋浊、黄疸、痿痹为主症。肌表与脏腑表里相关，外湿与内湿常相互影响，外湿可以内侵脏腑，内湿亦可外溢肌肤，故外湿、内湿又常相兼为病。

◆ **适应证**

祛湿剂适用于治疗因久居湿地，或淋雨涉水，或汗出当风，或多雨潮湿而引起的外湿病；或因嗜食生冷，恣啖酒酪肥甘，或脾肾阳虚，气化不利而内生湿邪导致的内湿病。症见头身疼重、肢节酸痛、面目浮肿，或脘腹胀满、呕恶泄利、水肿淋浊、黄疸等，均为其适用范围。

◆ **分类**

湿邪为患，常与风、寒、暑、热相间，人体质又有虚实强弱的不同，所犯部位有在表在上、在内在下之分，且有湿从寒化、湿从热化之别。湿邪在表在上者，可微解表发汗；在内在下者，可芳香燥湿或利水渗湿；从寒化者，可温阳化湿；从热化者，清热祛湿；与风相间者，可祛风除湿。故祛湿剂分为燥湿和胃剂、清热祛湿剂、利水渗湿剂、温化寒湿剂、祛湿化浊剂、祛风胜湿剂。

**燥湿和胃剂**

燥湿和胃剂适用于湿浊中阻、脾胃失和证。症见脘腹痞满，嗳气吞酸，呕吐泄泻，食少体倦等。常用苦温燥湿与芳香化湿药如苍术、藿香、厚朴等为主组成方剂。因湿浊阻滞易阻碍气机，故常配伍行气和中的砂仁、陈皮及开宣肺气的桔梗等。若兼外感，尚须酌加解表之品。代表方有平胃散、藿香正气散等。

### 清热祛湿剂

清热祛湿剂适用于湿热外感，或湿热内蕴，或湿热下注之湿温、黄疸、热淋、霍乱、痿痹等。湿热之证，有湿重于热、热重于湿、湿热并重之分，湿重于热者以清热利湿药如茵陈、滑石、薏苡仁等为主组方，热重于湿者以清热燥湿药如黄连、黄芩、黄柏等为主组方。代表方剂有茵陈蒿汤、八正散、三仁汤、甘露消毒丹等。

### 利水渗湿剂

利水渗湿剂适用于水湿壅盛所致的水肿、泄泻、癃闭、淋浊等病证。常以淡渗利水药如茯苓、泽泻、猪苓等为主组方，因膀胱气化失司所致者，宜配伍温阳化气之品；因脾胃气虚所致者，宜配伍益气健脾之品；兼见气机阻滞者，当配伍行气之品。代表方剂有五苓散、猪苓汤、防己黄芪汤等。

### 温化寒湿剂

温化寒湿剂适用于阳虚不能化水或湿从寒化所致的痰饮、水肿、淋浊、脚气等病证。寒湿之证多因脾胃阳虚、不能温化水湿所致，常用温里祛寒药如干姜、附子等与健脾利湿药如茯苓、白术等配伍组方。代表方剂有苓桂术甘汤、真武汤、实脾散等。

**祛湿化浊剂**

祛湿化浊剂适用于湿浊下注所致的白浊、妇女带下等。常用健脾祛湿药如白术、苍术与除湿化浊药如萆薢、石菖蒲等为主组方，阳虚湿浊不化者常配伍温里助阳之品。代表方剂有萆薢分清饮、完带汤等。

**祛风胜湿剂**

祛风胜湿剂适用于风湿之邪侵犯肌表、经络、关节，症见头痛身重、腰膝顽麻痹痛者。常用祛风湿药如羌活、独活、防风、秦艽、桑寄生等为主组方。气血不畅，或久病不愈、肝肾气血亏虚者，需配伍行气活血、补益肝肾、补气养血等药。代表方剂有羌活胜湿汤、独活寄生汤等。

◆ **注意事项**

祛湿剂多由芳香温燥或甘淡渗利之品组成，易耗伤阴津，故素体阴虚津亏、病后体弱者及孕妇，均应慎用。


# 防己茯苓汤

防己茯苓汤是具有益气通阳、利水消肿作用的中医方剂。本方剂源于《金匮要略》。因以防己、茯苓为君药，故名。

防己茯苓汤用于治疗脾虚阳弱、水湿潴留于四肢皮下的皮水。症见四肢浮肿，按之没指，肢体沉重疼痛，四肢聂聂动者。临床应用以四肢皮肤肿盛、聂聂动者为辨证要点。现代常用于治疗肾小球肾炎、肾病综合征、妊娠子痫、风湿性关节炎、心源性水肿等。防己茯苓汤由防己、黄芪、桂枝、茯苓、甘草组成，以水煎服。

# 甘草干姜茯苓白术汤

甘草干姜茯苓白术汤是具有祛寒除湿作用的中医方剂。本方剂源于《金匮要略》。因方剂由甘草、干姜、茯苓、白术四味药物组成，故名。

甘草干姜茯苓白术汤用于治疗肾著。症见身重，腰下冷痛，腰重如带五千钱，饮食如故，口不渴，小便自利，舌淡苔白，脉沉迟或沉缓。临床应用以腰重冷痛、苔白不渴、脉沉迟或沉缓为辨证要点。现代常用于治疗腰肌劳损、风湿性关节炎、类风湿性关节炎、坐骨神经痛等。

甘草干姜茯苓白术汤由甘草、干姜、茯苓、白术组成，以水煎服。

# 甘露消毒丹

甘露消毒丹是具有利湿化浊、清热解毒作用的中医方剂。本方剂源于《医效秘传》。本方剂清热解毒，可治疗时疫，故名。为儿科可用方剂。

甘露消毒丹用于治疗湿温时疫、湿热并重证。症见发热口渴，胸闷腹胀，肢酸倦怠，颐咽肿痛，或身目发黄，小便短赤，或泄泻淋浊，舌苔白腻或厚腻或干黄，脉濡数或滑数。临床应用以身热肢酸、口渴尿赤或咽痛身黄、舌苔白腻或微黄为辨证要点。现代常用于治疗肠伤寒、急性胃肠炎、黄疸型传染性肝炎、钩端螺旋体病、胆囊炎等。

甘露消毒丹由滑石、绵茵陈、淡黄芩、石菖蒲、木通、川贝母、射干、连翘、薄荷、白蔻仁、藿香组成，共研细末。每服 6 ~ 9 克；或以神曲糊丸，每服 9 ~ 12 克；亦可以水煎服。现有中成药甘露消毒丸供选择使用。

# 藿香正气散

藿香正气散是具有解表化湿、理气和中作用的中医方剂。本方剂源于《太平惠民和剂局方》。因以藿香为君药，又有避秽之功，故名。为儿科可用方剂。

藿香正气散用于治疗外感风寒、内伤湿滞证。症见霍乱吐泻，恶寒发热，头痛，脘腹疼痛，苔白腻。临床应用以霍乱吐泻、恶寒发热、头痛、脘腹疼痛、苔白腻为辨证要点。现代常用于治疗急性胃肠炎、胃肠型感冒等。

藿香正气散由大腹皮、白芷、紫苏、茯苓、半夏曲、白术、陈皮（去白）、厚朴（去粗皮，姜汁炙）、苦桔梗、藿香（去土）、炙甘草组成，共为细末，每服9克，以生姜、大枣煎汤送服。本方剂现有藿香正气水、藿香正气滴丸、藿香正气软胶囊、藿香正气口服液、加味藿香正气软胶囊等中成药可供选择使用。

# 苓桂术甘汤

苓桂术甘汤是具有温阳化饮、健脾利水作用的中医方剂。本方剂源于《金匮要略》。因方剂由茯苓、桂枝、白术、甘草四味药物组成，故名。

苓桂术甘汤用于治疗痰饮病中阳不足证。症见胸胁支满，目眩心悸，短气而咳，舌苔白滑，脉弦滑或沉紧。临床应用以胸胁支满、目眩心悸、舌苔白滑为辨证要点。现代常用于治疗慢性支气管炎、支气管哮喘、心源性水肿、慢性肾小球肾炎水肿、梅尼埃病、神经官能症等。苓桂术甘汤以水煎服。

## 五苓散

五苓散是具有利水渗湿、温阳化气作用的中医方剂。本方剂源于《伤寒论》。因以五味药物组成，且方中配伍茯苓、猪苓，故名。

五苓散用于治疗蓄水证。症见小便不利，头痛微热，烦渴欲饮，甚则水入即吐，舌淡苔白，脉浮；或痰饮、水肿、泄泻、水湿内停见上述症状者。临床应用以小便不利、舌淡苔白、脉浮为辨证要点。现代常用于治疗肾小球肾炎、肝硬化、尿潴留、传染性肝炎、中心性视网膜炎、青光眼等。本方剂偏于渗利，不宜长期服用。

五苓散由猪苓、泽泻、白术、茯苓、桂枝（去皮）组成，以水煎服。传统为散剂，服用后多饮水，微汗出为佳。

# 祛痰剂

祛痰剂是以祛痰药为主配伍组成，具有消除痰饮的作用，治疗痰证方剂的统称。

祛痰属于"八法"中的"消法"。痰既是病理产物，又属病因。痰证的成因，有内、外因素的不同。内伤而致者，多为脏腑功能失调，尤其是肺、脾、肾功能失调，以致机体津液输布失常，水液凝聚而成。脾不健运，则湿聚成痰；脾肾阳虚，则水泛为痰；肺失宣降，则通调水道失司，津结为痰；肺燥津亏，则烁液成痰。脾"为生痰之源"，肾"为成痰之本"，肺"为贮痰之器"，说明脾主运化、肾主水的功能失调，与痰证的形成关系尤为密切。外因而致者，主要有六淫、饮食不节等病因。若外邪袭肺，肺失宣降，则聚津为痰；酒食过度，致积湿生痰；火热邪盛，可灼津成痰。治痰必须结合调肺、理脾、温阳化气等治本之法，以杜绝生痰之源。此外，痰随气而升降，气壅则痰聚，气顺则痰消，故祛痰剂多配伍理气之品。对于痰流经络、肌腠而为瘰疬、痰核者，治当结合疏通经络、软坚散结之法。

◆ 适应证

祛痰剂适用于各种痰证，既包括可生痰的病证，也包括因痰所致的病证。症见咳嗽、喘促、头痛、眩晕、胸痹、呕吐、中风、痰厥、癫狂、惊痫、痰核、瘰疬等病证由痰所致者，均为其适用范围。

◆ 分类

痰病极为复杂，成因和兼夹邪气性质各有不同。脾不健运，聚湿生痰者，为湿痰；火热内郁，炼液为痰者，为热痰；阴虚肺燥，虚火灼津为痰者，为燥痰；脾肾阳虚，饮邪不化或肺寒留饮者，为寒痰；脾湿生痰，肝风上扰者，则为风痰。故祛痰剂分为燥湿化痰剂、清热化痰剂、润燥化痰剂、温化寒痰剂、治风化痰剂。

**燥湿化痰剂**

燥湿化痰剂适用于湿痰证。症见痰多易咳，胸脘痞闷，呕吐眩晕，肢体困倦，舌苔白滑或腻，脉缓滑或弦滑等。常用燥湿化痰药如半夏、天南星等为主组成方剂。湿痰多因脾阳不振，脾不健运，水湿运化失常，停留凝聚而成；而痰又可阻碍气机的运行，故此类方剂多配伍健脾祛湿的白术、茯苓，以及理气的陈皮、枳实等。代表方有二陈汤、温胆汤等。

### 清热化痰剂

清热化痰剂适用于热痰证。症见咳嗽痰黄，黏稠难咳，或为癫狂，瘰疬，舌红苔黄腻，脉滑数等。常用清热化痰药如胆南星、瓜蒌等为主组成方剂。热痰是由水湿、津液与热邪搏结而成；痰热互结，更易阻滞气机。因此常配伍清热燥湿的黄芩、黄连，以及行气的杏仁、枳实等。此外，实热老痰、痰火胶结久伏难除者，可配伍苦寒泻下的大黄等。代表方剂有清气化痰丸、小陷胸汤等。

### 润燥化痰剂

润燥化痰剂适用于燥痰证。症见痰稠而黏，咳之不爽，咽喉干燥，甚至呛咳，声音嘶哑等。常用润肺化痰药如贝母、瓜蒌等为主组成方剂。燥痰多由燥邪灼津炼液为痰所致，故常配伍清热养阴润燥的天花粉等。代表方剂有贝母瓜蒌散等。

### 温化寒痰剂

温化寒痰剂适用于寒痰证。症见咳痰清稀色白，胸闷脘痞，气喘哮鸣，舌苔白滑，脉沉迟或弦滑等。常用温化寒痰的干姜、细辛、白芥子、半夏等为主组成方剂。寒痰常因脾肾阳虚、寒饮内停而致，故多配伍温阳散寒的桂枝、附子、川乌、蜀椒等。若辛散太过，可耗伤肺之气阴，因此配伍酸收的五味子等。脾虚不运、停食生痰者，配伍消食化积的莱菔子等。代表方剂有苓甘五味姜辛汤、三子养亲汤等。

### 治风化痰剂

治风化痰剂适用于风痰证。症见眩晕头痛，甚至昏厥不语或发癫痫等。常用平肝熄风药与化痰药如天麻、半夏、胆南星等为主组成方剂。风痰多因素有痰浊、肝风内动、夹痰上扰所致，故配伍健脾渗湿的茯苓、白术，同时配伍全蝎、僵蚕等以助平肝熄风之功。代表方剂有半夏白术天麻汤、定痫丸等。

◆ **注意事项**

应用祛痰剂时，首先应辨别痰证的性质，分清寒热燥湿的不同而选用相应的方剂。同时还要注意病情的标本缓急，选择对应的方剂。对咳痰咯血者，不宜应用辛温燥烈之剂，防其加重出血之虞；表邪未解或痰多者，慎用滋润之品，以防壅滞留邪，病久不愈。

## 贝母瓜蒌散

贝母瓜蒌散是具有润肺清热、理气化痰作用的中医方剂。本方剂源于《医学心悟》。因以贝母、瓜蒌为主药，故名。

贝母瓜蒌散用于治疗燥痰咳嗽。症见咳嗽呛急，咳痰不爽，涩而难出，咽喉干燥哽痛，苔白而干。临床应用以咳嗽呛急、咳痰难出、咽喉干燥、苔白而干为辨证要点。现代常用于治疗肺结核、肺炎等。

贝母瓜蒌散由贝母、瓜蒌、天花粉、茯苓、橘红、桔梗组成，以水煎服。

## 川贝枇杷糖浆

川贝琵琶糖浆是具有清热宣肺、化痰止咳作用的中成药制剂。本制剂源于《中华人民共和国药典》。因以川贝母、枇杷叶为主药，故名。

川贝琵琶糖浆用于治疗风热犯肺或痰热内阻咳嗽。症见咳嗽痰黄或咯痰不爽，咽喉肿痛，胸闷胀痛，口干，舌红舌苔薄黄或薄腻，脉数。临床应用以咳嗽、痰黄难咯、咽喉肿痛、胸闷胀痛、苔黄、脉数为辨证要点。现代常用于治疗上呼吸道感染、感冒、支气管炎等。风寒感冒、寒痰咳嗽及阴虚干咳者不适用；过敏体质者慎用；患有高血压、心脏病、肝病、糖尿病、肾病等慢性病严重者及儿童、孕妇、哺乳期妇女、年老体弱者应在医师指导下服用。服药期间忌烟、酒及辛辣、生冷、油腻食物；服药期间不宜同时服用滋补性中药及乌头类中药，如川乌、草乌、附子等。

川贝琵琶糖浆由川贝母流浸膏、桔梗、枇杷叶、薄荷脑组成，制成糖浆剂。口服，一次 10 毫升。

## 茯苓丸

茯苓丸是具有燥湿行气、软坚消痰作用的中医方剂。又称治痰茯苓丸。本方剂源于《是斋百一选方》，录自《全生指迷方》。因强调用茯苓以治生痰之源，故名。

茯苓丸用于治疗痰停中脘、流于经络证。症见两臂疼痛，手不得上举，或左右时复转移，或两手麻木，或四肢浮肿，舌苔白腻，脉弦滑等。临床应用以两臂疼痛、舌苔白腻、脉弦滑为辨证要点。现代常用于上肢血管性水肿、肩周炎、颈椎病、慢性支气管炎、前列腺增生症等属顽痰停伏者。本方剂燥湿涤痰之力较强，可谓攻伐之剂，应中病即止；体质虚弱者慎用；属风湿臂痛者忌用。服药期间忌生冷、油腻食物；服药期间不宜同时服用乌头类中药，如川乌、草乌、附子等。

茯苓丸由茯苓、枳壳（麸炒，去瓤）、半夏、风化朴硝组成，研为细末，姜汁糊丸。每服 6 克，以姜汤或温开水送服。亦可作汤剂，加入生姜三五片，以水煎服，或以风化朴硝冲服。

## 苓甘五味姜辛汤

苓甘五味姜辛汤是具有温肺化饮作用的中医方剂。本方剂源于《金匮要略》。方以药物组成为名。

苓甘五味姜辛汤用于治疗脾阳不足、寒饮停肺之咳嗽。症见咳嗽痰多，清稀色白，胸膈痞满，舌苔白滑，脉弦滑。临床应用以咳嗽痰稀色白、舌苔白滑、脉弦滑为辨证要点。现代常用于治疗支气管炎、支气管哮喘、肺气肿、肺源性心脏病、慢性心功能不全等。苓甘五味姜辛汤由茯苓、甘草、干姜、细辛、五味子组成，以水煎服。

## 蜜炼川贝枇杷膏

蜜炼川贝枇杷膏是具有清热润肺、止咳平喘、理气化痰作用的中成药制剂。本制剂源于《中华人民共和国卫生部药品标准 中药成方制剂（第十六册）》。因用蔗糖、蜂蜜炼制，以川贝母、枇杷叶为君药，故名。

蜜炼川贝枇杷膏用于治疗痰热咳嗽。症见咳嗽痰黄且多，咳吐不爽，胸闷，咽喉痛痒，声音沙哑，舌红苔薄黄，脉滑数。临床应用以咳嗽、痰黄稠、胸闷、咽喉痛痒、舌红苔薄黄、脉滑数为辨证要点。现代常用于治疗上呼吸道感染、急性支气管炎、慢性支气管炎急性发作、慢性支气管炎迁延期、喉源性咳嗽、咽喉炎等属风热犯肺、郁而化火者。

蜜炼川贝枇杷膏由川贝母、枇杷叶、桔梗、陈皮、水半夏、北沙参、五味子、款冬花、杏仁水、薄荷脑组成，制成膏剂。口服，一次15毫升，小儿酌减。

## 温胆汤

温胆汤是具有理气化痰、清胆和胃作用的中医方剂。本方剂源于《三因极一病证方论》。清代中医罗东逸曾谓"和即温也"，故以温胆命名。

温胆汤用于治疗胆胃不和、痰热内扰证。症见胆怯易惊，虚烦不宁，失眠多梦，或呕恶呃逆，或眩晕，或癫痫等，苔白腻微黄，脉弦滑。临床应用以虚烦不眠、眩悸呕恶、苔白腻微黄、脉弦滑为辨证要点。现代常用于治疗神经官能症、癫痫、精神分裂症、胃炎、肝炎、支气管炎、耳源性眩晕、冠心病等。

温胆汤由半夏（汤洗七次）、竹茹、枳实（麸炒，去瓤）、陈皮、炙甘草、茯苓组成，加生姜五片、大枣一枚，以水煎服。

# 温里剂

温里剂是以温热药为主配伍组成，具有温里助阳、散寒通脉等作用，治疗里寒证方剂的统称。

根据《素问·至真要大论》"寒者热之""治寒以热"的原则立法，属于"八法"中的"温法"。里寒证，多因素体阳虚、寒从内生，或外寒直中三阴、深入脏腑，或因表寒证治疗不当、寒邪乘虚入里，或因过服寒凉、过食生冷，损伤阳气所致，以形寒肢冷，喜温蜷卧，面色苍白，口淡不渴，小便清长，大便溏泻，舌淡苔白，脉沉迟或缓等为主症。治宜辛热温里、助阳祛寒、破阴救逆或温经散寒。

◆ **适应证**

温里剂适用于寒在脏腑、经脉所致的里寒证。无论外寒入里，还是里寒内生，甚至阳衰阴盛、亡阳欲脱等，症见但寒不热、喜温蜷卧、面色苍白、口淡不渴、小便清长、舌淡苔白、脉沉迟或细者，均为其适用范围。

◆ **分类**

由于里寒证有在脏腑、经脉之异，病势有轻重、缓急之分。故温里剂分为温中祛寒剂、回阳救逆剂、温经散寒剂。

### 温中祛寒剂

温中祛寒剂适用于中焦虚寒证。症见四肢不温，肢体倦怠，食欲不振，腹痛吐泻，口淡不渴，或吞酸吐涎，舌淡苔白滑，脉沉细或沉迟等。常以辛热或辛温入脾经的温里药如干姜、吴茱萸、花椒、桂枝等为主组成方剂。因脾胃虚寒证非温则寒邪不除，非补则虚损难复；脾胃又为生化之源，中焦虚寒，可致营血化生不足。故此类方剂常配伍补气健脾的人参、白术、炙甘草、黄芪、大枣、饴糖，养血益营的芍药、当归等。

代表方剂有理中丸、吴茱萸汤、小建中汤、大建中汤等。

### 回阳救逆剂

回阳救逆剂适用于阳衰阴盛（甚至阴盛格阳）、戴阳等证。症见四肢厥逆，神衰欲寐，恶寒蜷卧，下利清谷，甚则大汗淋漓，脉微细或脉微欲绝等。常以温里祛寒、回阳救逆药如附子、干姜、肉桂等为主组成方剂。根据肾阳衰微、阳气暴脱、危在顷刻，以及阴盛格阳、阴阳之气不相顺接的病变特点，常配伍补气的人参、黄芪等以拯危固脱，以及辛散宣通的葱白、麝香等，以通阳开窍、交通阴阳。代表方剂有四逆汤、参附汤、回阳救急汤等。

### 温经散寒剂

温经散寒剂适用于寒凝经脉之血痹、寒厥、阴疽等证。症见手足厥寒，肢体痹痛，肌肤麻木，或发为阴疽。常以温经散寒、行血通脉的桂枝、细辛、吴茱萸等为主组成方剂。因寒凝经脉，多因素体营血虚弱、阳气不足、寒邪乘虚而入所致，故常配伍补养气血的当归、芍药、熟地、黄芪、炙甘草、大枣等，以扶正补虚、标本兼顾。代表方剂有当归四逆汤、黄芪桂枝五物汤等。

### ◆ 注意事项

温里剂在使用时，首先应辨寒证之在表在里，何脏何腑；其次要辨寒热真假，真热假寒证忌用；再次要因地、因时、因人制宜，居住北方或寒冬时节或素体阳虚者，剂量可略大，反之剂量宜小。最后，有出血宿疾及阴血不足者，要谨慎使用，以防辛温走窜而致动血耗血。

# 艾附暖宫丸

艾附暖宫丸是具有温经暖宫、养血活血作用的中医方剂。本方剂源于《仁斋直指方论》。因以艾叶、香附为君药，且具温暖胞宫之效，故名。

艾附暖宫丸用于治疗冲任虚寒证。症见妇人胞宫虚冷，带下白淫，面色萎黄，四肢酸楚，怠倦乏力，饮食减少，经脉不调，肚腹时痛，久无子息，舌淡暗苔白，脉沉涩。临床应用以妇人胞宫虚冷、带下白淫、怠倦乏力、舌淡暗苔白、脉沉涩为辨证要点。现代常用于治疗痛经、不孕症、月经不调、白带过多等。

艾附暖宫丸由艾叶（大叶者，去枝梗）、香附（去毛，俱要合时采者，用醋五升，以瓦罐煮一昼夜，捣烂为饼，慢火焙干）、吴茱萸（去枝梗）、大川芎（雀胎者）、白芍药（用酒炒）、黄芪（取黄色、白色软者）、川椒（酒洗）、续断（去芦）、生地黄（生用，酒洗，焙干）、官桂组成，以上药物打成细粉，上好米醋打糊为丸，如梧桐子大。每服5克，食前淡醋汤送下。服药期间忌食生冷之品。

# 黄芪桂枝五物汤

黄芪桂枝五物汤是具有益气温经、和血通痹作用的中医方剂。本方剂源于《金匮要略》。以五味组成，且具有温经和血的作用，故名。儿科可用方剂。

黄芪桂枝五物汤用于治疗血痹证。症见肌肤麻木不仁，微恶风寒，舌淡，脉微涩而紧。临床应用以肌肤麻木或身体不仁、微恶风寒、舌淡、脉微涩而紧为辨证要点。本方剂亦可用于气虚血滞中风之后，半身不遂，或肢体不用，或半身汗出，肌肉消瘦，气短乏力，以及产后、经后身痛等。黄芪桂枝五物汤由黄芪、芍药、桂枝、生姜、大枣组成，以水煎服。

## 理中丸

理中丸是具有温中祛寒、补气健脾作用的中医方剂。本方剂源于《伤寒论》。因其可温中阳，补脾气，故名。

理中丸用于治疗：①脾胃虚寒证。症见脘腹绵绵作痛，喜温喜按，呕吐便溏，腹满食少，畏寒肢冷，口淡不渴，舌淡苔白，脉沉迟。②阳虚失血证。症见便血、吐血、衄血或崩漏等，血色暗淡，质清稀。③脾胃虚寒所致的胸痹，或病后多涎唾，或小儿慢惊等。临床应用以脘腹绵绵作痛、呕吐便溏、畏寒肢冷、舌淡苔白、脉沉迟为辨证要点。现代常用于治疗慢性胃肠炎、胃及十二指肠溃疡、胃下垂、慢性结肠炎、慢性痢疾、功能性子宫出血等。湿热内蕴中焦或脾胃阴虚者禁用。

理中丸由人参、干姜、炙甘草、白术组成，共研细末，炼蜜为丸，重 9g，以温开水送服，每日两三次，药后饮热粥适量；亦可以水煎服。

## 暖肝煎

暖肝煎是具有温补肝肾、行气止痛作用的中医方剂。本方剂源于《景岳全书》。因具暖肝散寒之功，故名。

暖肝煎用于治疗肝肾不足、寒滞肝脉证。症见睾丸冷痛或小腹疼痛、疝气痛，畏寒喜温，舌淡苔白，脉沉迟。临床应用以睾丸冷痛或少腹疼痛、畏寒喜温、舌淡苔白，脉沉迟为辨证要点。现代常用于治疗精索静脉曲张、睾丸炎、附睾炎、鞘膜积液、腹股沟疝等。若因湿热下注，阴囊红肿热痛者，禁用本方剂。

暖肝煎由当归、枸杞子、小茴香、肉桂、乌药、沉香（木香亦可）、茯苓组成，以水煎服。

## 温胃舒胶囊

温胃舒胶囊是具有温中养胃、行气止痛作用的中成药制剂。本制剂源于《中华人民共和国药典》。因具温中养胃之功，故名。

温胃舒胶囊用于治疗中焦虚寒证。症见胃脘冷痛，腹胀嗳气，纳差食少，畏寒无力，舌淡苔白，脉沉弱或沉迟。临床应用以胃脘冷痛、食少畏寒、舌淡苔白、脉沉为辨证要点。现代常用于治疗慢性萎缩性胃炎、浅表性胃炎等。胃大出血时禁用。

温胃舒胶囊由党参、附片（黑顺片）、炙黄芪、肉桂、山药、肉苁蓉（酒蒸）、白术（清炒）、南山楂（炒）、乌梅、砂仁、陈皮、补骨脂组成，一次三粒，一日两次，口服。

## 香砂养胃丸

香砂养胃丸是具有温中和胃作用的中医方剂。本方剂源于《杂病源流犀烛》。因以木香、砂仁为君药，且以和养胃气为主要功用，故名。

香砂养胃丸用于治疗胃阳不足、湿阻气滞证。症见胃痛隐隐，脘闷不舒，呕吐酸水，嘈杂不适，不思饮食，四肢倦怠，舌淡，苔白腻，脉沉缓。临床应用以胃痛脘闷、食少吐酸、四肢倦怠为辨证要点。现代常用于治疗消化不良、厌食、胃炎、消化性溃疡等。本品药性偏于温燥，故胃阴不足或湿热中阻所致痞满、胃痛、呕吐者慎用。

香砂养胃丸由木香、砂仁、白术、陈皮、茯苓、半夏（制）、醋香附、枳实（炒）、豆蔻（去壳）、姜厚朴、广藿香、甘草、生姜、大枣组成，用煎液泛丸（采用泛制法将上述药物的水煎液制成药丸），然后服用；亦可以水煎服。本方剂现有中成药香砂养胃丸、香砂养胃颗粒等可供选择使用。

# 消食剂

消食剂是以消食药物为主配伍组成，具有消食开胃、恢复脾胃运化功能，治疗食积证方剂的统称。

根据《素问·至真要大论》之"坚者削之，结者散之"的原则立法，属于"八法"中的"消法"。食积之病多因饮食不节、暴饮暴食，或脾虚运化无力、饮食难消所致，以脘腹痞满胀痛、嗳腐吞酸、大便溏薄、倦怠乏力、舌苔厚腻、脉滑或虚弱等为主症。

◆ **适应证**

消食剂适用于因饮食不节、暴饮暴食，或脾虚运化无力、饮食难消所致的各种食积证。临床症见脘腹胀满、恶心呕逆、泄泻等，均为其适用范围。

◆ **分类**

根据食积证的病因、病机以及方剂的作用特点，消食剂分为消食化滞剂和健脾消食剂。

### 消食化滞剂

消食化滞剂适用于食积内停证。症见胸脘痞闷，嗳腐吞酸，恶食呕逆，腹痛泄泻，苔腻，脉滑等。常以消食药山楂、神曲、莱菔子、麦芽等为主组成方剂。因食积为有形实邪，极易阻遏气机，以致痞闷胀满，食积又易生湿化热，故常配伍行气的枳实、厚朴、陈皮、木香、槟榔，以及化湿清热的泽泻、茯苓、连翘、黄连、黄芩等。代表方剂有保和丸、枳实导滞丸等。

### 健脾消食剂

健脾消食剂适用于脾胃虚弱、食积内停证。症见脘腹痞满，不思饮食，面黄体瘦，倦怠乏力，大便溏薄，苔腻微黄，脉虚弱等。常以消食药山楂、神曲、麦芽等配伍益气健脾的人参、白术、山药等为主组成方剂。代表方剂有健脾丸等。

### ◆ 注意事项

消食剂虽比泻下剂缓和，但毕竟属于攻伐之剂，故不宜久服，且纯虚无实者禁用。

## 保和丸

保和丸是具有消食和胃作用的中医方剂。本方剂源于《丹溪心法》。

保和丸用于治疗食滞胃脘证。症见脘腹痞满胀痛，嗳腐吞酸，恶食呕逆，或大便泄泻，舌苔厚腻，脉滑。临床应用以脘腹胀满、嗳腐厌食、苔厚腻、脉滑为辨证要点。现代常用于治疗急慢性胃炎、急慢性肠炎、消化不良、婴幼儿腹泻等。

保和丸由山楂、神曲、半夏、茯苓、陈皮、连翘、莱菔子组成，共研为末，炊饼为丸，如梧桐子大。每服9克，以温开水送下；亦可以水煎服。本方剂现有中成药保和丸（水丸）、保和颗粒等可供选择使用。

## 健脾丸

健脾丸是具有健脾和胃、消食止泻作用的中医方剂。本方剂用于治疗脾虚食积证。源于《证治准绳》。

健脾丸用于治疗脾虚食积证。症见食少难消，脘腹痞闷，大便溏薄，倦怠乏力，苔腻微黄，脉虚弱。临床应用以脘腹痞闷、食少难消、大便溏薄、苔腻微黄、脉虚弱为辨证要点。现代常用于治疗慢性胃肠炎、消化不良等。

健脾丸由白术（炒）、木香（另研）、黄连（酒炒）、甘草、白茯苓（去皮）、人参、神曲（炒）、陈皮、砂仁、麦芽（炒）、山楂（取肉）、山药、肉豆蔻（面裹煨热，纸包槌去油）组成，上为细末，蒸饼为丸，如绿豆大。每服6～9克，以温开水送下；亦可以水煎服。本方剂现有简化版中成药健脾丸和健脾糖浆可供选择使用。

## 木香槟榔丸

木香槟榔丸是具有行气导滞、攻积泄热作用的中医方剂。本方剂源于《儒门事亲》。因以木香、槟榔两药为君药，故名。

木香槟榔丸用于治疗痢疾、食积。症见脘腹痞满胀痛，或赤白痢疾、里急后重，或大便秘结，舌苔黄腻，脉沉实。临床应用以脘腹胀痛，下赤白痢疾、里急后重，苔黄腻，脉沉实为辨证要点。现代常用于细菌性痢疾、急慢性胃肠炎、急慢性胆囊炎等属湿热积滞者。

木香槟榔丸由木香、槟榔、青皮、陈皮、莪术（烧）、黄连（麸炒）、黄柏、大黄、香附子（炒）、牵牛组成，共为细末，制水丸，如小豆大。每服6～9克，食后以生姜汤送下；亦可以水煎服。

## 启脾丸

启脾丸是具有健脾和胃、消食止泻作用的中医方剂。本方剂源于《医学入门》。

启脾丸用于治疗脾胃虚弱证。症见食欲不振，饮食内停，腹痛便溏，面黄肌瘦。临床应用以食欲不振、饮食内停、面黄肌瘦为辨证要点。现代常用于治疗消化不良及结核、慢性胃肠炎贫血等。

启脾丸由人参（去芦）、白术（土炒）、白茯苓（去皮）、干山药、莲肉、山楂（蒸，去核）、炙甘草、陈皮、泽泻组成，研为极细末。水泛为丸，每丸重3克。

## 香砂枳术丸

香砂枳术丸是具有健脾和胃、顺气宽胸的中医方剂。本方剂源于《摄生秘剖》。

香砂枳术丸用于治疗脾胃不和、宿食不化证。症见食欲不振，胸膈胀满，恶心呕吐，口淡，舌苔白腻，脉缓或沉细。临床应用以胸脘痞闷、食欲不振、大便溏软为辨证要点。现代常用于治疗慢性胃肠炎、消化不良，以及胃下垂、胃肠神经官能症等。

香砂枳术丸由木香、枳实（麸炒）、砂仁、白术（麸炒）组成，共为细末，水泛为丸。每丸重 3 克，以开水调下。

## 枳实导滞丸

枳实导滞丸是具有消导化积、清热利湿作用的中医方剂。本方剂源于《内外伤辨惑论》。

枳实导滞丸用于治疗湿热食积证。症见脘腹胀痛，大便秘结，或下痢泄泻，小便短赤，舌苔黄腻，脉沉有力。临床应用以脘腹胀满、大便失常、苔黄腻、脉沉有力为辨证要点。现代常用于治疗胃肠功能紊乱、慢性痢疾等。

枳实导滞丸由大黄、枳实（麸炒，去瓤）、神曲（炒）、茯苓（去皮）、黄芩、黄连、白术、泽泻组成，研为细末，汤浸蒸饼为丸，如梧桐子大。每服 6～9 克，以温开水送下；亦可以水煎服。

# 泻下剂

泻下剂是以泻下药为主配伍组成，具有通便、泻热、攻积、逐水等作用，治疗里实证方剂的统称。

根据《素问·阴阳应象大论》之"其下者，引而竭之；中满者，泻之于内"的原则立法，属于"八法"中的"下法"。里实证，系指外邪侵犯人体或脏腑机能失调，燥屎内结、冷积不化、瘀血内停、宿食不消、结痰停饮、虫积等有形之邪所致，以脘腹胀满、腹痛拒按、大便秘结或泄利、苔厚、脉沉实为主症。病邪内结于里、表证已解时，方可纯用泻下法。若表证未解、里实虽成，单用泻下剂，表邪会随下法内陷而变生他证。

◆ **适应证**

泻下剂适用于外邪侵犯人体或脏腑机能失调，导致有形之邪停积体内而致邪气盛实的里实证。症见脘腹胀满、腹痛拒按、大便秘结或泄利、苔厚、脉沉实者，均为其适用范围。

◆ **分类**

由于形成里实证的病因不同，证候可表现为热结、寒结、燥结、水结，同时人体的体质有虚实之分，里实证因热结者，当寒下；因寒结者，当温下；因燥结者，当润下；因水结者，当逐水；邪实证虚者，当攻补兼施。故泻下剂分为寒下剂、温下剂、润下剂、逐水剂和攻补兼施剂。

**寒下剂**

寒下剂适用于里热积滞实证。症见大便秘结，腹部或胀或满或痛，甚或潮热，舌苔黄厚，脉实等。常用寒下药如大黄、芒硝等为主组成方剂。因里热积滞实证常影响胃肠气机的升降通畅甚至气血的流通，而致气滞血瘀，故此类方剂常配伍行气药与活血祛瘀药，如枳实、厚朴、桃仁、丹皮等，代表方剂有大承气汤、大黄牡丹汤等；因水热易互结，故常配伍攻逐利水的甘遂等，代表方剂有大陷胸汤等。

**温下剂**

温下剂适用于里寒积滞实证。症见大便秘结，脘腹胀满，腹痛喜按，手足不温，脉沉紧等。由于寒邪非温不化，积滞非下不去，故常以泻下药大黄配伍温里药附子、干姜等，或用泻下药巴豆等为主组成方剂。寒积兼有脾胃阳气不足者，常配伍补气的人参、甘草等。代表方剂有大黄附子汤、温脾汤、三物备急丸。

### 润下剂

润下剂适用于肠燥津亏、大便秘结之证。症见大便秘结，小便短赤，或有身热，口干，腹胀或痛，舌红苔黄，脉滑数等。热邪伤津或素体火盛、胃肠干燥所致大便秘结者，常用润下药火麻仁等，与寒下药组成方剂，代表方剂有麻子仁丸等；肾气虚弱或病后虚损、关门不利所致大便秘结者，常以温补滋润通便药如肉苁蓉、当归等为主组成方剂，代表方剂有济川煎等。

### 逐水剂

逐水剂适用于水饮壅盛于里的实证。症见胸胁引痛，或水肿腹胀，二便不利，脉实有力等。本类方剂常以峻下逐水药如大戟、芫花、甘遂等为主组成方剂。因水饮壅盛，易致气机闭阻，故常配伍行气的青皮、陈皮、木香、槟榔等。代表方剂有十枣汤、禹功散等。

### 攻补兼施剂

攻补兼施剂适用于里实正虚、大便秘结之证。症见腹满便秘，兼气血不足或阴津内竭的症状。由于不攻不能去其实，不补无以救其虚，故须攻补兼施、邪正兼顾。里实便秘而兼有阴津亏虚或气血两虚者，常以大黄、芒硝，与补气血、益阴液的人参、当归、玄参、生地、麦冬等为主组成方剂。代表方剂有黄龙汤、增液承气汤等。

◆ **注意事项**

泻下剂多用药力迅猛之品组方，易伤胃气，故得效即止，慎勿过剂。服药期间应忌食油腻或不易消化的食物，以防重伤胃气。表邪未解、里未成实者，不宜使用泻下剂；表证未解而里实已成，治宜表里双解；若兼血瘀、虫积或痰浊，则应分别配伍活血化瘀药、驱虫药或化湿祛痰药。年老体虚、孕妇、产妇或月经期、病后伤津以及亡血者，均应慎用或禁用泻下剂。

## 大承气汤

大承气汤是具有峻下热结作用的中医方剂。本方剂源于《伤寒论》。因六腑以通为用，胃气以下降为顺，本方剂峻下热结，承顺胃气下行，故名"大承气"。

大承气汤用于治疗：①阳明腑实证。症见大便不通，频转矢气，脘腹痞满，腹痛拒按，按之硬，甚或潮热谵语，手足濈然汗出，舌苔黄燥起刺或焦黑燥裂，脉沉实。②热结旁流证。症见下利清水，色纯青，其气臭秽，脐腹疼痛，按之坚硬有块，口舌干燥，脉滑实。③里实热证而见热厥、痉病及发狂等。实热燥屎内结于胃肠，热盛邪实而津液急剧耗伤，当峻下热结，以救阴液，即"釜底抽薪，急下存阴"之法。临床应用以数日大便不通、脘腹胀满、苔黄厚而干或焦黑燥裂、脉沉实有力为辨证要点，可以"痞、满、燥、实"四字概括。

现代常用于治疗急性单纯性肠梗阻、粘连性肠梗阻、蛔虫性肠梗阻、急性胆囊炎、急性胰腺炎，以及某些热性疾病中出现高热、谵语、神昏、惊厥、发狂伴见大便不通、苔黄等。本方剂为寒下剂代表方，亦是峻下剂，药力峻猛，应中病即止，不可过服。素体虚弱者慎用。

大承气汤由大黄（酒洗）、厚朴（去皮，炙）、枳实、芒硝组成，煎时先煮厚朴、枳实，后下大黄，芒硝溶服（将芒硝溶解在已经煎好的中药汤液中服用）。

## 大黄附子汤

大黄附子汤是具有温里散寒、通便止痛作用的中医方剂。本方剂源于《金匮要略》。因以附子为君药，大黄为臣药，故名。

大黄附子汤用于治疗寒积里实证。症见腹痛便秘，胁下偏痛，发热，畏寒肢冷，舌苔白腻，脉弦紧。临床应用以腹痛便秘、手足不温、苔白腻、脉弦紧为辨证要点。现代常用于治疗胆绞痛、胆囊术后综合征、慢性痢疾、尿毒症等。

大黄附子汤由大黄、附子（炮）、细辛组成，以水煎服。

## 大黄牡丹汤

大黄牡丹汤是具有泻热破瘀、散结消肿作用的中医方剂。本方剂源于《金匮要略》。因以大黄、牡丹皮共为君药，故名。

大黄牡丹汤用于治疗肠痈初起、湿热瘀滞证。症见右下腹疼痛拒按或右足屈伸痛甚，甚至局部肿痞，小便自调，或时时发热自汗恶寒，舌苔薄腻而黄，脉滑数。临床应用以右下腹疼痛拒按、右足屈伸痛甚、时时发热恶寒、舌苔薄腻而黄、脉滑数为辨证要点。现代常用于治疗急性单纯性阑尾炎、妇科盆腔炎等。肠痈溃后及老人、孕妇、产妇均应忌用。

大黄牡丹汤由大黄、牡丹皮、桃仁、冬瓜仁、芒硝组成，水煎后芒硝溶服。

# 麻子仁丸

麻子仁丸是具有润肠泻热、行气通便作用的中医方剂。又称麻仁润肠丸、麻仁滋脾丸。本方剂源于《伤寒论》。因方中重用麻子仁为君药，故名。

麻子仁丸用于治疗肠胃燥热、脾津不足之脾约证。症见大便秘结，小便频数。临床应用以大便秘结、小便频数、舌苔微黄为辨证要点。现代常用于习惯性便秘、老人或产后便秘、痔疮术后便秘等。本方剂攻润结合，但仍属泻下之品，故年老体虚者、孕妇及血虚津亏便秘者慎用，且不宜久服。

麻子仁丸由麻子仁、芍药、枳实（炙）、大黄（去皮）、厚朴（炙，去皮）、杏仁（去皮）组成，共研为细末，炼蜜为丸。每丸重 0.2 ～ 0.3 克，温开水送服，每日三次。可逐渐增加剂量，以通便为度。

# 润肠丸

润肠丸是具有疏风活血、润燥通便作用的中医方剂。本方剂源于《脾胃论》。本方剂疏风和血、使肠胃得润，故名。

润肠丸用于治疗风热内伏、血液瘀结、肠道干燥所致的大便秘涩。症见大便秘涩或干燥不通，不思饮食，脉弦。临床应用以大便秘涩不通、不思饮食、脉弦为辨证要点。现代常用于便秘属风秘者的治疗。

润肠丸由大黄（去皮）、当归梢、羌活、桃仁（汤浸，去皮尖）、麻仁（去皮取仁）组成，以上除麻仁研为泥外，均捣罗为细末，炼蜜为丸如梧桐子大，每服五十丸，空腹以水送服。

## 三物备急丸

三物备急丸是具有攻下寒积作用的中医方剂。本方剂源于《金匮要略》。因本方剂中大黄、干姜和巴豆三药合用，力猛效捷，非急莫施，故名。

三物备急丸用于治疗寒实腹痛。症见卒然心腹胀痛，痛如锥刺，气急口噤，大便不通，苔白，脉沉实。临床应用以卒然心腹胀痛，大便不通，苔白，脉沉实为辨证要点。现代常用于治疗食物中毒、急性单纯性肠梗阻等。本方剂为寒实冷积、暴急之证的代表方剂。孕妇、年老体弱者均当慎用。巴豆毒性较大，对胃肠刺激较强，当依据病情轻重选择剂量。

三物备急丸由大黄、干姜、巴豆（去心，熬，外研如脂）组成，加入辅料制为丸剂。成人每服 0.6 ～ 1.5 克，用米汤或温开水送下；若口噤不开者，用鼻饲法给药。

## 调胃承气汤

调胃承气汤是具有缓下热结作用的中医方剂。本方剂源于《伤寒论》。因本方剂用大黄、芒硝，而不用枳实、厚朴，且大黄与甘草同煎，取其和中调胃、下不伤正，故名"调胃承气"。

调胃承气汤用于治疗阳明病胃肠燥热证。症见大便不通，口渴心烦，发热，或腹中胀满，舌苔黄，脉滑数，以及肠胃热盛而致的发斑吐衄，口齿、咽喉肿痛等。临床应用以大便不通、发热、口渴心烦、舌苔黄、脉滑数为辨证要点，即阳明燥热内结，有燥、实而无痞、满之证。现代常用于治疗急腹症、牙周炎、湿疹、不明原因发热等。

调胃承气汤由大黄（去皮，酒洗）、炙甘草、芒硝组成，以水煎服。

## 温脾汤

温脾汤是具有攻下冷积、温补脾阳作用的中医方剂。本方剂源于《备急千金要方》卷13。因本方剂温脾阳、除积滞，治疗脾阳不足、冷积内停证，故名。

温脾汤用于治疗阳虚冷积证。症见便秘腹痛，脐周绞痛，手足不温，苔白不渴，脉沉弦而迟。临床应用以便秘腹痛、得温则缓、倦怠少气、手足欠温、苔白、脉沉弦为辨证要点。现代常用于治疗急性单纯性肠梗阻或不全梗阻等。

温脾汤由大黄、当归、干姜、附子、人参、芒硝、甘草组成，以水煎服。

# 涌吐剂

涌吐剂是以涌吐药物为主配伍组成，具有涌吐痰涎、宿食、胃中毒物等作用，治疗痰厥、食积、误食毒物等证方剂的统称。

根据《素问·阴阳应象大论》中"其高者因而越之"的原则立法，属于"八法"中的"吐法"。涌吐剂的作用主要是通过呕吐，使停蓄于咽喉、胸膈、胃脘的痰涎、宿食、毒物从口吐出。常用于宿食停滞胃脘、毒物尚留胃中，以及中风、癫痫、喉痹之痰涎壅塞，干霍乱吐泻不得等，属于病情急迫而又急需吐出之证。

### ◆ 适应证

涌吐剂用于治疗中风、癫狂、喉痹之痰涎壅盛，阻塞咽喉，症见呼吸急促、痰声如锯。涌吐剂可通关豁痰，令痰涎排出；宿食停滞胃脘，症见胸闷脘胀、时时欲吐不能，可用涌吐剂除宿食；干霍乱吐泻不得，中焦气机壅塞，上下不通，涌吐可令气机开通。代表方剂有瓜蒂散。

### ◆ 注意事项

涌吐剂作用迅猛，易伤胃气，应中病即止。年老体弱者、孕妇、产妇均应慎用。若服后呕吐不止，可服姜汁少许或服用冷粥、冷开水等以止之；倘吐仍不止，则应根据所服涌吐药的不同而进行解救。比如，服瓜蒂散而吐不止者，可服麝香或丁香末解之；若服三圣散而吐不止者，可用葱白煎汤解之；若吐后气逆不止，可用和胃降逆剂以止之。若药后不吐，则应助其涌吐，常以翎毛或手指探喉，亦可多饮热水，以助其吐。服药得吐后，须令患者避风，以防吐后体虚而患外感。同时，要注意调理脾胃，食以稀粥自养，切勿骤进油腻及不易消化食物，以免重伤胃气。

## 瓜蒂散

瓜蒂散具有涌吐痰涎宿食作用的中医方剂。本方剂源于《伤寒论》。因以瓜蒂为君药，故名。

瓜蒂散用于治疗痰涎、宿食壅滞胸脘证。症见胸中痞硬，烦懊不安，欲吐不出，气上冲咽喉不得息，寸脉微浮。临床应用以胸中痞硬、欲吐不出、气上冲咽喉不得息或误食毒物仍在胃中为辨证要点。现代常用于治疗暴饮暴食导致的急性胃炎、消化不良、精神错乱、口服毒（药）物中毒的早期，以及痰涎壅盛的喘咳。本方剂瓜蒂苦寒有毒，催吐力峻，易伤胃气，体虚者慎用；若宿食已离胃入肠，或痰涎不在胸膈，应禁用。

瓜蒂散由瓜蒂（熬黄）、赤小豆组成，将二药研细末和匀，以香豉煎汤送服。如不吐，可用手指探喉助吐，若仍不吐，可再服一次。

# 止血剂

止血剂是以止血药为主配伍组成，治疗各种出血证的方剂的统称。

止血剂以凉血、化瘀、收涩、温经止血等作用为主。出血证系指血不归经，溢出脉外所致，以吐血、衄血、咳血、便血、尿血、崩漏等为主症。

止血剂配伍特点：出血证颇为复杂，病因有寒热虚实之分，部位有上下内外之别，病势有轻重缓急之异。故组方时，除止血外，多与温、清、消、补等法配合。慢性出血，应着重治本或标本兼顾；出血兼有瘀滞者，应适当配伍活血祛瘀之品，以防血止留瘀。

止血剂适应证：止血剂适用于血溢脉外所致的各种出血证。凡因血溢脉外、离经妄行之吐血、衄血、咳血、便血、尿血、崩漏等，均为其适用范围。代表方剂有十灰散、咳血方、槐花散、小蓟饮子、黄土汤等。

止血剂使用注意事项：应用止血剂时，切勿一味止血，应在止血的基础上根据出血的病因加以治疗。

## 黛蛤散

黛蛤散是具有清肝宁肺、凉血化痰作用的中医方剂。本方剂源于《医说》引《类编》。以方中二药各一字而命名。

黛蛤散用于治疗肝火犯肺所致的咳嗽吐痰或痰中带血、咽膈不利、口渴心烦、胸胁作痛等症。临床应用以咳嗽咯痰、痰中带血，胸胁作痛，舌红苔黄，脉弦数为辨证要点。现代常用于治疗慢性肺源性心脏病急性发作期、顽固性咳嗽等。

黛蛤散由青黛、蛤壳组成，口服，或随处方入煎剂。

## 地榆槐角丸

地榆槐角丸是具有泻热通便、凉血止血作用的中医方剂。本方剂源于《外科大成》。

地榆槐角丸用于治疗脏腑实热、大肠火盛引起的痔漏便血证。症见脏腑实热，大肠火盛，肠风便血，痔疮肛瘘，湿热便秘，肛门肿痛等。临床应用以肠风便血、痔疮肛瘘、大便秘结、肛门肿痛为辨证要点。现代常用于治疗痔疮出血、肛门直肠周围脓肿、肠息肉出血等。

地榆槐角丸由槐角（蜜炙）、枳壳（炒）、地榆（炒炭）、地黄、黄芩（酒炒）、大黄、槐花（炒）、红花、当归尾、赤芍、防风、荆芥穗组成，研为细末，炼蜜为丸。每丸重9克，以水送服。

## 槐花散

槐花散是具有清肠止血、疏风行气作用的中医方剂。本方剂源于《普济本事方》。因以槐花为君药，故名。

槐花散用于治疗风热湿毒壅遏肠道、损伤血络便血证。症见肠风、脏毒，或便前出血，或便后出血，或粪中带血，以及痔疮出血，血色鲜明或晦暗，舌红苔黄，脉数。临床应用以便血、血色鲜红，舌红，脉数为辨证要点。现代常用于治疗痔疮、肛裂、直肠炎、结肠炎、肠癌便血等病。

槐花散由槐花（炒）、柏叶（杵，焙）、荆芥穗、枳壳（麸炒）组成，研为细末。每服6克，以开水或米汤调下；亦可作汤剂，以水煎服。

## 黄土汤

黄土汤是具有温阳健脾、养血止血作用的中医方剂。本方剂源于《金匮要略》。因以灶心黄土为君药，故名。

黄土汤用于治疗脾阳不足、脾不统血证。症见大便下血，先便后血，或吐血、衄血，以及妇人崩漏、血色暗淡，四肢不温，面色萎黄，舌淡苔白，脉沉细无力。临床应用以血色暗淡、舌淡苔白、脉沉细无力为辨证要点。现代常用于治疗上消化道出血、慢性溃疡性结肠炎、功能性子宫出血、痔疮出血等。

黄土汤由甘草、干地黄、白术、附子（炮）、阿胶、黄芩、灶心黄土组成，先将灶心土水煎取汤，再煎余药，阿胶烊化冲服。

## 咳血方

咳血方是具有清肝宁肺、凉血止血作用的中医方剂。本方剂源于《丹溪心法》。本方剂主治肝火犯肺、咯痰带血，泻肝清火以治本，不止血而咳血自止，故名。

咳血方用于治疗肝火犯肺之咳血证。症见咳嗽痰稠带血，咯吐不爽，心烦易怒，胸胁作痛，咽干口苦，颊赤便秘，舌红苔黄，脉弦数。临床应用以咳痰带血、胸胁作痛、舌红苔黄、脉弦数为辨证要点。现代常用于治疗支气管扩张、肺结核等。

### ◆ 组成用法

咳血方由青黛、瓜蒌仁、海粉、山栀子、诃子组成，共研末，以蜜同姜汁为丸，含化；亦可作汤剂，以水煎服。

## 茜根散

茜根散是具有滋阴降火、凉血止血作用的中医方剂。本方剂源于《太平圣惠方》。本方剂含主药茜草根，故名。

茜根散用于治疗热病、下利脓血不止证。现代常用于治疗过敏性紫癜、肺结核咯血、白血病并发出血、尿血、免疫性血小板减少性紫癜等。

茜根散由茜草根、黄芩、栀子仁、阿胶（杵碎，炒令黄燥）组成，捣筛为散，以水煎温服。

# 十灰散

十灰散是具有凉血止血作用的中医方剂。本方剂源于《十药神书》。方中药物十味，均烧"灰"存性，研成极细末，为散备用，故名。

十灰散用于治疗血热妄行之上部出血证。症见呕血、吐血、咯血、嗽血、衄血等，血色鲜红，来势暴急，舌红，脉数。临床应用以上部出血、血色鲜红、舌红、脉数为辨证要点。现代常用于治疗消化道出血、支气管扩张及肺结核咯血等。本方剂为急则治其标之剂，止血之后，还当审因图本，方能巩固疗效。对于虚寒性出血不宜使用。

十灰散由大蓟、小蓟、荷叶、侧柏叶、茅根、茜根、山栀子、大黄、牡丹皮、棕榈皮组成，各药烧炭存性，为末，用藕汁或萝卜汁磨京墨适量调服；亦可作汤剂，以水煎服。

# 四生丸

四生丸是具有凉血止血作用的中医方剂。本方剂源于《妇人大全良方》。本方剂四药均生用，故名。

四生丸用于治疗血热妄行证。症见吐血、衄血，血色鲜红，口干咽燥，舌红或绛，脉弦数。本方剂为凉血止血的有效方剂，主治血热妄行的上部出血证，临床应用以血色鲜红、舌红、脉数为辨证要点。现代常用于治疗肺结核、支气管扩张咯血和胃溃疡吐血等。本方剂只可暂用，中病即止，若过用、久服，寒凉太过，有使血凝成瘀之弊。虚寒证出血者忌用。

四生丸由生荷叶、生艾叶、生柏叶、生地黄组成，共研丸如鸡子大，每服一丸；亦可作汤剂，以水煎服。

# 治风剂

治风剂是以辛散祛风或熄风止痉药为主配伍组成，具有疏散外风或平息内风的作用，治疗风证方剂的统称。风病的范围很广，病情变化复杂，可分为外风与内风两大类。

外风是指风邪外袭，侵入人体，病变在肌表、经络、肌肉、筋骨、关节等。由于寒、湿、热诸邪常与风邪结合为患，故其证型又有风寒、风湿、风热等区别。其他风邪毒气，从皮肤破伤之处侵袭人体而致的破伤风，亦属外风范围。外风的治疗，根据《素问·阴阳应象大论》中"其在皮者，汗而发之"的原则立法，属于"八法"中的"汗法"。外风主要表现为头痛、恶风、肌肤瘙痒、肢体麻木、筋骨挛痛、关节屈伸不利、或口眼歪斜，甚则角弓反张等症。风邪在肌表时，病势轻浅，治宜辛散轻宣，使邪气从肌表发散外出；风邪在肌肉、筋骨间时，病情重、病位深，则应搜风外出。

内风是内生之风，是由于脏腑功能失调所致的风病，其发病机理，有热极生风、肝阳化风、阴虚生风及血虚生风等。即《素问·至真要大论》所说"诸风掉眩，皆属于肝"之类。内风的临床表现，有眩晕、震颤、四肢抽搐、语言謇涩、足废不用，甚或卒然昏倒、不省人事、口角喎斜、半身不遂等症。内风根据其病机热极生风、肝阳化风、阴虚生风、血虚生风之不同，配伍相应的清肝热、平肝阳、滋阴、养血之品，共成清热息风、平肝息风、滋阴息风、养血息风之法。

◆ **适应证**

治风剂适用于风邪外袭人体肌表、经络、肌肉、筋骨、关节等所致的外风证，以及由于脏腑功能失调，如热极生风、肝阳化风、阴虚生风、血虚生风所致的内风证。凡外风所致头痛、恶风、肌肤瘙痒、肢体麻木、筋骨挛痛、关节屈伸不利，或口眼歪斜，甚至角弓反张等症，以及内风所致眩晕、震颤、四肢抽搐、语言謇涩、足废不用，甚至卒然昏倒、不省人事、口角喎斜、半身不遂等症，均为其适用范围。

◆ **分类**

风有外风、内风之不同，外风宜疏散，内风宜平息。故祛风剂分为疏散外风剂和平息内风剂。

### 疏散外风剂

疏散外风剂适用于外风所致诸病。症见头痛、恶风、肌肤瘙痒、肢体麻木、筋骨挛痛、关节屈伸不利、口眼歪斜，甚至角弓反张等。常以辛散祛风的药物如羌活、独活、防风、川芎、白芷、白附子等为主组成方剂。因"治风先治血，血行风自灭"，故此类方剂常配伍养血、活血的生地、白芍、当归等。代表方剂有川芎茶调散、消风散等。

### 平息内风剂

平息内风剂适用于内风病证。若热邪亢盛，热极生风，常见高热不退，四肢抽搐等症；肝阳偏亢，肝阳化风，常见眩晕，头部热痛，面色如醉，甚至卒然昏倒、不省人事、口角㖞斜、半身不遂等。此类风病，属于内风之实证，治宜平肝息风。常以平肝息风药如羚羊角（现以水牛角代替）、钩藤、石决明、天麻等为主组成方剂；由于热极生风，邪热亢盛，易伤津灼液，煎熬成痰，故常配伍清热的黄芩、栀子、菊花，滋阴养血的生地、白芍，以及化痰的川贝母、竹茹之类。代表方剂有羚角钩藤汤、镇肝熄风汤等。若为温病后期，阴虚生风，虚风内动者，症见筋脉拘挛，手足蠕动等，则属于内风之虚证，治宜滋阴息风，常用补益药如生地黄、白芍、阿胶、鸡子黄等为主组成方剂，代表方剂有大定风珠等。

### ◆ 注意事项

治风剂的运用，首先应辨别风病的内、外。若属外风，治宜疏散，而不宜平息；若属内风，则宜平息而忌辛散。其次，应辨别病邪的兼夹及病情的虚实，进行适当的配伍，如风邪兼寒、兼湿、兼热，或夹痰、夹瘀者，则应与祛寒、祛湿、清热、祛痰、活血祛瘀等法配合应用，才能切合病情。此外，外风与内风之间，亦可相互影响，外风可以引动内风，而内风又可兼夹外风，这种错综复杂的证候，立法用方，应该分清主次，全面照顾。

## 阿胶鸡子黄汤

阿胶鸡子黄汤是具有滋阴养血、柔肝息风作用的中医方剂。本方剂源于《通俗伤寒论》。因以阿胶、鸡子黄为君药，故名。

阿胶鸡子黄汤用于治疗热伤阴血、虚风内动证。症见筋脉拘急，手足瘈疭，或头目眩晕，舌绛苔少，脉细数。临床应用以筋脉拘急、手足瘈疭、舌绛苔少、脉细数为辨证要点。现代常用于治疗流行性乙型脑炎后遗症、脑血栓形成、高血压脑病等。邪热内盛所致抽搐者忌用本方剂。

阿胶鸡子黄汤由陈阿胶（烊冲）、生白芍、石决明（杵）、双钩藤、大生地、清炙草、生牡蛎（杵）、络石藤、茯神木、鸡子黄组成，以水煎服。

## 川芎茶调散

川芎茶调散是具有疏风止痛作用的中医方剂。本方剂源于《太平惠民和剂局方》。因以川芎为君药，服用时用清茶调下，故名。

川芎茶调散用于治疗外感风邪头痛。症见偏正头痛或巅顶头痛，恶寒发热，目眩鼻塞，舌苔薄白，脉浮者。临床应用以头痛、鼻塞、脉浮为辨证要点。现代常用于治疗偏头痛、血管神经性头痛、慢性鼻炎所引起的头痛等。因方中辛散药物较多，对于气虚、血虚或肝肾阴亏、肝阳上亢、肝风内动引起的头痛，均不适用。

川芎茶调散由薄荷（不见火）、川芎、荆芥（去梗）、细辛、防风（去芦）、白芷、羌活、甘草组成，研为细末。每服6克，食后清茶调下，常服可清头目。本方剂现有中成药川芎茶调丸、川芎茶调颗粒等可供选择使用。

## 大定风珠

大定风珠是具有滋阴息风作用的中医方剂。本方剂源于《温病条辨》。吴鞠通曰："名定风珠者，以鸡子黄宛如珠形，得巽木之精，而能熄肝风。"因其作用比小定风珠强，故名。为儿科可用方剂。

大定风珠用于治疗阴虚动风证。温病后期，症见手足瘛疭，形消神倦，舌绛少苔，脉气虚弱，时时欲脱。临床应用以神倦瘛疭、舌绛苔少、脉虚弱为辨证要点。现代常用于治疗乙脑后遗症、眩晕、放疗后舌萎缩、甲亢、甲亢术后手足搐搦症、神经性震颤等。若为阴液虽亏而邪热尤盛者，则不适用本方剂。

大定风珠由生白芍、阿胶、生龟板、干地黄、麻仁、五味子、生牡蛎、麦冬、炙甘草、鸡子黄（生）、鳖甲（生）组成，水煎，去渣，入阿胶烊化，再入鸡子黄，搅匀，分三次温服。

## 大秦艽汤

大秦艽汤是具有疏风清热、养血活血作用的中医方剂。本方剂源于《素问病机气宜保命集》。因以秦艽为君药，故名。

大秦艽汤用于治疗风邪初中经络证。症见口眼歪斜，舌强不能言语，手足不能运动，或恶寒发热，苔白或黄，脉浮数或弦细。临床应用以口眼歪斜、舌强不能言语、手足不能运动、微恶风发热、苔薄微黄、脉浮数为辨证要点。现代常用于治疗颜面神经麻痹、缺血性脑卒中等。

大秦艽汤由秦艽、甘草、川芎、当归、白芍、细辛、羌活、防风、黄芩、石膏、白芷、白术、生地黄、熟地黄、茯苓、独活组成，水煎，去滓温服，不拘时候。

## 当归饮子

当归饮子是具有养血活血、祛风止痒作用的中医方剂。本方剂源于《济生方》。因以当归为主药，故名。

当归饮子用于治疗血虚有热，风邪外袭。症见皮肤瘙痒，入夜尤甚，起疹或不起疹，或毛发脱落，舌淡红，苔薄，脉细弦。临床以皮肤瘙痒、入夜尤甚为辨证要点。现代常用于皮肤疥疮、老年皮肤瘙痒症等。服药期间不宜食辛辣、鱼腥、烟酒、浓茶等。

当归饮子由当归（去芦）、白芍药、川芎、生地黄（洗）、白蒺藜（炒，去尖）、防风（去芦）、荆芥穗、何首乌、黄芪（去芦）、炙甘草组成，加生姜五片，水煎温服。

## 菊花茶调散

菊花茶调散是具有疏风止痛、清利头目作用的中医方剂。本方剂源于《丹溪心法附余》。因以菊花为君药，服用时用清茶调下，故名。

菊花茶调散用于治疗风热上扰头目证。症见偏正头痛或巅顶痛，头晕目眩。临床应用以头痛、头晕目眩、脉浮数为辨证要点。现代常用于治疗偏头痛、血管神经性头痛、慢性鼻炎所引起的头痛等。因方中辛散药物较多，对于气虚、血虚或肝肾阴亏、肝阳上亢、肝风内动引起的头痛，均不适用。

菊花茶调散由菊花、川芎、荆芥穗、羌活、甘草、白芷、细辛（洗净）、防风（去芦）、蝉蜕、僵蚕、薄荷组成，研为末。每服 6 克，食后清茶调下。

## 羚角钩藤汤

羚羊钩藤汤是具有凉肝息风、增液舒筋作用的中医方剂。本方剂源于《通俗伤寒论》。因以羚羊角、钩藤为君药，故名。

羚羊钩藤汤用于治疗肝热生风证。症见高热不退，烦闷躁扰，手足抽搐，发为痉厥，甚至神昏，舌绛而干或舌焦起刺，脉弦而数。临床应用以高热、手足抽搐、脉弦数为辨证要点。现代常用于治疗妊娠子痫、流行性乙型脑炎，以及高血压病引起的头痛、眩晕、抽搐等。若热病后期，热势已衰、阴虚风动，而病属虚风者，不宜应用本方剂。

羚羊钩藤汤由羚羊角（现以水牛角代替，先煎）、霜桑叶、川贝母、鲜地黄、双钩藤（后下）、滁菊花、茯神木、生白芍、生甘草、淡竹茹（鲜刮，与羚羊角先煎代水）组成，以水煎服。

## 镇肝熄风汤

镇肝熄风汤是具有镇肝熄风、滋阴潜阳作用的中医方剂。本方剂源于《医学衷中参西录》。因具有镇肝熄风作用，故名。

镇肝熄风汤用于治疗类中风。症见头目眩晕，目胀耳鸣，脑部热痛，心中烦热，面色如醉，或时常噫气，或肢体渐觉不利，口角渐形歪斜；甚或眩晕颠仆，昏不知人，移时始醒；或醒后不能复原，脉弦长有力者。

临床以眩晕、脑部热痛、面色如醉、心中烦热、脉弦长有力为辨证要点。现代常用于治疗高血压病、血管性头痛等。原方剂中的代赭石、龙骨、牡蛎、龟板、白芍、麦芽皆用生品，因前五味生用可以加强平肝潜阳清热之功，后者生用有疏肝之效。若属气虚血瘀之中风，则不宜使用本方剂。

镇肝熄风汤由怀牛膝、生赭石（轧细，先煎）、生龙骨（捣碎，先煎）、生牡蛎（捣碎，先煎）、生龟板（捣碎，先煎）、生杭芍、玄参、天冬、川楝子（捣碎）、生麦芽、茵陈、甘草组成，以水煎服。

# 治燥剂

治燥剂是以滋阴润燥药物为主配伍组成，具有轻宣外燥或滋阴润燥作用，治疗燥证方剂的统称。

燥证包括外燥和内燥。外燥属六淫之邪，根据《素问·阴阳应象大论》钟"其在皮者，汗而发之"的原则，当轻宣祛邪，属于"八法"中的"汗法"。内燥是由于津液亏耗、脏腑失润所致，根据《素问·至真要大论》中"燥者濡之"的原则，当以濡润为法。

◆ **适应证**

治燥剂适用于燥证。感受秋令燥邪所致的凉燥和温燥，属外燥证；津液亏耗、脏腑失润所致，为内燥证。内燥常累及肺、胃、肾、大肠等脏腑。上燥多病在肺，症见干咳、少痰、咽燥、咯血；中燥多涉及胃，症见肌肉消瘦、干呕食少；下燥多病在肾与大肠，症见消渴或津枯便秘等，均为其适用范围。

## ◆ 分类

燥证分外燥和内燥两类。外燥宜轻宣祛邪，内燥宜滋养濡润。故治燥剂分为轻宣外燥剂、滋润内燥剂。

### 轻宣外燥剂

轻宣外燥剂适用于外感凉燥或温燥证。外感凉燥，症见头痛恶寒，咳嗽痰稀，鼻塞咽干，舌苔薄白等。常以苦辛温润药如苏叶、杏仁等为主组成方剂，因凉燥犯肺，易致肺失宣降，故常配伍理肺化痰止咳的桔梗、陈皮等。外感温燥，症见头痛身热，干咳少痰，或气逆喘急，口渴鼻燥，舌尖边红，苔薄白而燥或薄黄等。常以辛凉甘润药如桑叶、淡豆豉等为主组成方剂，因温燥易化热伤津，故常配伍清热润燥的石膏、麦冬、沙参等。代表方剂有杏苏散、桑杏汤等。

### 滋润内燥剂

滋润内燥剂适用于内燥证。症见干咳少痰，咽干鼻燥，口中燥渴，干呕食少，消渴，便秘等。常以补阴药如沙参、麦冬、玉竹、石斛、百合等为主组成方剂，因燥伤阴血，故常配伍养血清热的熟地、生地、玄参等。代表方剂有麦门冬汤、养阴清肺汤等。

## ◆ 注意事项

治燥剂多由甘凉滋润药物为主组成，易于助湿碍气而影响脾胃运化，故素体多湿、脾虚便溏、气滞痰盛者均当慎用。因燥邪最易化热、伤津耗气，故常配伍清热泻火或益气生津之品，不宜配伍辛香耗津或苦寒化燥之品，以免重伤津液。

# 杏苏散

杏苏散是具有清宣凉燥、理肺化痰作用的中医方剂。本方剂源于《温病条辨》。因以苏叶、杏仁为君药，故名。为儿科可用方剂。

杏苏散用于治疗外感凉燥证。症见恶寒无汗，头微痛，咳嗽痰稀，鼻塞咽干，苔白，脉弦。临床应用以恶寒无汗、咳嗽痰稀、咽干、苔白为辨证要点。现代常用于治疗上呼吸道感染、慢性支气管炎、肺气肿等。

杏苏散由苏叶、半夏、茯苓、甘草、前胡、苦桔梗、枳壳、生姜、橘皮、大枣（去核）、杏仁组成，以水煎温服。

# 桑杏汤

桑杏汤是具有清宣温燥、润肺止咳作用的中医方剂。本方剂源于《温病条辨》。因以桑叶、杏仁为君药，故名。

桑杏汤用于治疗外感温燥证。症见头痛，身热不甚，微恶风寒，口渴，咽干鼻燥，干咳无痰，或痰少而黏，舌红、苔薄白而干，脉浮数而右脉大。临床应用以身热不甚、干咳无痰或痰少而黏、右脉数大为辨证要点。现代常用于治疗上呼吸道感染、急慢性支气管炎、支气管扩张、百日咳等属外感温燥、灼伤肺津者。

桑杏汤由桑叶、杏仁、沙参、象贝、香豉、栀皮、梨皮组成，以水煎服。

# 麦门冬汤

麦门冬汤是具有滋养肺胃、降逆下气作用的中医方剂。本方剂源于

《金匮要略》。因以麦门冬为君药，故名。

麦门冬汤用于治疗虚热肺痿及胃阴不足证。症见咳唾涎沫，短气喘促，咽干口燥，或气逆呕吐，口渴咽干，舌红少苔，脉虚数。临床应用以咳唾涎沫，短气喘促，或呕吐，口渴咽干，舌红少苔，脉虚数为辨证要点。现代常用于治疗慢性支气管炎、支气管扩张、慢性咽喉炎、肺结核、胃及十二指肠溃疡、慢性萎缩性胃炎等属肺胃阴虚、气机上逆者。

麦门冬汤由麦门冬、半夏、人参、甘草、粳米、大枣组成，以水煎服。

## 清燥救肺汤

清燥救肺汤是具有清燥润肺、益气养阴作用的中医方剂。本方剂源于《医门法律》。因可清燥润肺，故名。

清燥救肺汤用于治疗温燥伤肺证。症见身热头痛，干咳无痰，气逆而喘，咽喉干燥，鼻燥，胸满胁痛，心烦口渴，舌干少苔，脉虚大而数。临床应用以身热、干咳无痰、气逆而喘、舌干少苔、脉虚大而数为辨证要点。现代常用于治疗肺炎、支气管哮喘、急慢性支气管炎、支气管扩张等属燥热犯肺、气津两伤者。

清燥救肺汤由桑叶（经霜者，去枝、梗，净叶）、石膏（煅）、甘草、人参、胡麻仁（炒，研）、真阿胶、麦门冬（去心）、杏仁（泡，去皮尖，炒黄）、枇杷叶（刷去毛，蜜涂，炙黄）组成，以水煎滚热服。

## 琼玉膏

琼玉膏是具有滋阴润肺、补脾益气作用的中医方剂。本方剂源于《洪氏集验方》。因喻其如美玉，故名。

琼玉膏用于治疗肺肾阴虚之肺痨。症见干咳少痰，咽燥咯血，气短乏力，肌肉消瘦，舌红少苔，脉细数。临床应用以干咳咯血、气短乏力、舌红少苔、脉细数为辨证要点。现代常用于治疗肺结核、慢性支气管炎等。

琼玉膏由人参（为末）、生地黄（捣汁）、白茯苓（为末）、白蜜，人参、生地、茯苓组成，加水煎三次，合并药液，浓缩至稠膏，再加白蜜搅匀，加热微炼，以温开水冲服或酒化服。

## 沙参麦冬汤

沙参麦冬汤是具有清养肺胃、生津润燥作用的中医方剂。本方剂源于《温病条辨》。因沙参、麦冬用量最大，故名。为儿科可用方剂。

沙参麦冬汤用于治疗燥伤肺胃阴分证。症见咽干口燥，或身热，或干咳，舌红少苔，脉细数。临床应用以咽干口燥、舌红少苔、脉细数为辨证要点。现代常用于治疗咳嗽、慢性咽喉炎、肺结核等。

沙参麦冬汤由沙参、玉竹、生甘草、冬桑叶、麦冬、生扁豆、花粉组成，以水煎服。

## 养阴清肺汤

养阴清肺汤是具有养阴清肺、解毒利咽作用的中医方剂。本方剂源于《重楼玉钥》。因可养阴清肺，故名。

养阴清肺汤用于治疗阴虚肺燥之白喉。症见喉间起白如腐，不易拭去，咽喉肿痛，初期或发热或不发热，鼻干唇燥，或咳或不咳，呼吸有声，似喘非喘，脉数无力或细数。临床应用以喉间起白如腐、不易拭去、咽喉肿痛、脉数为辨证要点。现代常用于治疗白喉、急性扁桃体炎、急性咽喉炎等。本方剂所治白喉忌表，尤忌辛温发汗。

养阴清肺汤由大生地、麦冬、生甘草、玄参、贝母（去心）、牡丹皮、薄荷、炒白芍组成，以水煎服。本方剂现有中成药养阴清肺丸、养阴清肺膏、养阴清肺口服液可供选择使用。

## 玉液汤

玉液汤是具有益气滋阴、固肾生津作用的中医方剂。本方剂源于《医学衷中参西录》。因喻其如甘美的浆液，故名。

玉液汤用于治疗肺肾阴虚之消渴。症见口渴引饮，小便频数量多，困倦气短，舌嫩红而干，脉虚细无力。临床应用以口渴尿多、困倦气短、脉虚细无力为辨证要点。现代常用于治疗糖尿病、尿崩症等。

玉液汤由生山药、生黄芪、知母、生鸡内金（捣细）、葛根、五味子、天花粉组成，以水煎服。

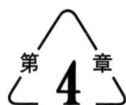

# 第4章

# 中药剂型

中药剂型是指将中医药方剂的原料药加工制成适合于医疗或预防应用的形式。

◆ 简史

中药剂型最早出现的是酒剂，见于战国时期《黄帝内经》中的"汤液醪醴"专篇，说明药酒在上古时已广泛应用。后晋时代，皇甫谧（215～282）著《针灸甲乙经》序中载："伊尹以亚圣之才，撰用神农本草，以为汤液"，故有汤剂是中国商代初期大臣伊尹发明的传说。春秋战国时期《山海经》所记载的剂型已有饮汁（似汤药）、丸药、药酒等。汉代《治百病方》记载的中药剂型已有汤剂、丸剂、散剂、醴剂、膏剂等。明代《本草纲目》记载的药物剂型已非常广泛，如汤剂、丸剂、散剂、膏剂、酒剂、露剂、乳剂、饼剂等。近代北京同仁堂根据宋朝《和剂局方》和清宫廷保存的秘方、民间流传的奇方，精制加工成丸剂、散剂、膏剂、丹剂和药酒剂等剂型。现代结合科学技术又开发出新剂型，如中药冲剂、片剂、气雾剂等。

◆ 分类

中药剂型按不同的分类标准可分为不同类型。

　　按照出现时代可分为传统剂型和现代剂型。临床常用的传统剂型有20多种，包括丸剂、散剂、膏剂、丹剂、汤剂、酒剂、露剂、饮剂、胶剂、曲剂、茶剂、锭剂、灸剂、熨剂、线剂、酊剂剂等。现代剂型有片剂、胶囊剂、颗粒剂、浓缩剂、合剂、糖浆剂、滴剂、注射剂、栓剂、气雾剂、膜剂、软膏剂、橡胶硬剂等。

　　按物态可分为气体制剂、液体制剂、固体制剂、半固体制剂。气体制剂有气雾剂、吸入剂；液体制剂有汤剂、合剂、酒剂、注射剂等；固体制剂有散剂、冲剂、片剂、丸剂等；半固体制剂有膏剂、膏滋、软膏等。

　　按制备方法可分为浸出制剂和灭菌制剂。浸出制剂采用浸出方法制备，如汤剂、酒剂、合剂、酊剂、流浸膏、浸膏；灭菌制剂采用灭菌或无菌操作法制备，如注射剂、滴眼剂。

　　按分散系统可分为真溶液类（芳香水剂、溶液剂、醑剂、甘油剂、部分注射剂）、胶体溶液类（胶浆剂、火棉胶、涂膜剂）、乳浊液类（乳剂、静脉乳剂、部分搽剂）、混悬液类（合剂、洗剂、混悬剂）、气体分散剂（气雾剂）、固体分散剂（散剂、丸剂、片剂）。

　　按给药途径分为胃肠道给药剂型（汤剂、合剂、糖浆剂、片剂、颗粒剂、灌肠剂、栓剂等）、非胃肠道给药剂型（注射剂）、皮肤给药（软膏、膏药、橡胶膏剂等）、黏膜给药（滴眼剂、滴鼻剂、舌下片、栓剂、膜剂等）、呼吸道给药（气雾剂、烟剂、吸入剂等）等。

　　根据制剂进入人体后的释药行为和作用趋向，可将剂型分为速释制剂、缓释制剂、控释制剂、靶向制剂等。

◆ 选择原则

恰当的剂型对药物疗效有积极作用，理想剂型需满足高效、速效、长效、剂量小、毒副作用小、包装小、服用方便、携带方便、生产方便、运输方便、贮存方便等要求。中药品种繁多、性质差别悬殊、药物相互作用关系复杂、剂型各有差异，须根据中药药性理论组合配方，选择适宜的剂型。

选择原则：①根据防治疾病的需要选择剂型。急性病患者需药效迅速，宜用汤剂、注射剂、滴丸剂；慢性病需药效持久，可用片剂、丸剂、膏剂等；不同用药部位用不同剂型，皮肤病一般外用膏剂，腔道疾病可用栓剂等。为增强药物疗效，加速或延缓药物的作用，还可加入各种赋形剂做成新剂型，如鸦胆子油静脉乳剂等。②根据药物本身的性质选择剂型。根据药性特点选择适宜的剂型可以增强药效，降低毒副作用，方便使用。难溶于水、水中不稳定、含挥发油、有异臭的药不宜制成液体剂型；在一定条件下易破坏的药物或遇胃酸易分解失效的药物，不宜制成口服剂型；成分间易产生沉淀或配伍变化的药物不宜制成注射剂或口服液。③根据生物药剂学和药动学特性选择剂型。不同剂型的生物利用度有差异，一般根据药物性质选择利用度较高的剂型，如栓剂的生物利用度优于片剂，与注射剂相当；气雾剂的起效速度与静脉注射剂相当。

# 丸　剂

丸剂是将药材细粉或药材提取物加适宜的黏合剂或其他辅料制成球形或类球形制剂的统称。

## ◆ 简史

丸剂是在汤剂的基础上发展起来的传统剂型。早在西汉《五十二病方》中就有以酒、油脂和醋等为黏合剂制成丸剂供内服的记载。《黄帝内经》《伤寒论》及后世医药文献中有关丸剂制备、应用的资料更为丰富。宋代《太平惠民和剂局方》记载方剂 788 个，其中丸剂有 284 个。随着中医药学的发展和制剂工艺的进步，现代使用不同黏合剂、赋形剂制作的各种丸剂日益增多。

## ◆ 分类

按制备所用赋形剂的不同，丸剂可分为水丸、蜜丸、水蜜丸、浓缩丸、滴丸、糊丸、蜡丸等。

各种丸剂的特点：①水丸是中药细粉以水或黄酒、醋、稀药汁、糖液等为黏合剂制成的小球形丸状制剂，也称水泛丸。水丸含药量高，在消化道中溶散快、易吸收、显效快，但成品易引起微生物污染、易霉变。②蜜丸是中药细粉以蜂蜜为黏合剂制成的丸剂。由于蜂蜜营养丰富，味甜，具有润肺止咳、润肠通便等作用，故蜜丸常用于镇咳祛痰药、补中益气药。蜜丸又分为大蜜丸、小蜜丸和水蜜丸，应用很广。③浓缩丸是中药或部分中药提取的清膏或浸膏，与适宜的辅料或其余中药或以水、蜂蜜等为黏合剂制成的丸剂，又称粉膏剂。浓缩丸是在蜜丸和水丸的基础上发展起来的，保持了丸剂的特点，缩小了药剂的体积，易于服用和吸收，制备、贮存、运输、保存方便。浓缩丸又分为浓缩水丸、浓缩蜜丸和浓缩水蜜丸。④滴丸是用固体分散技术滴制而成的一种新型丸剂。将中药提取物与基质用适宜方法混匀后，滴入与基质不相混溶的冷凝液中，收缩冷凝即可制成滴丸。滴丸起效迅速，生物利用度高，用药部位多，工艺简单，生产效率高。⑤糊丸是中药细粉以米粉糊或面糊为黏合剂制成的丸剂。释药缓慢，可延长药效，适用于含毒性或刺激性较强的药物。因米糊、面糊的黏度大，溶散时间易超限、易霉变，故较少应用。⑥蜡丸是中药细粉以蜂蜡为黏合剂制成的丸剂。蜂蜡极性小，释药缓慢，可延长药效，可防止药物中毒和对胃肠产生刺激，适用于含毒性或刺激性较强的药物。蜡丸制作较困难，应用不多。

◆ **制备**

丸剂制备方法有塑制法、泛制法、滴制法。

塑制法：在转动的设备中，将饮片细粉与赋形剂交替润湿、散布、不断翻滚，黏结成粒，逐渐增大制成丸剂。主要用于水丸、水蜜丸、糊丸、浓缩丸的制备。

泛制法：饮片细粉加适宜的黏合剂或润湿剂混合均匀，制成软硬适宜、可塑性好的丸块，再依次制丸条、分粒、搓圆而成丸粒。多用于蜜丸、水蜜丸、浓缩丸、糊丸和蜡丸的制备。

滴制法：药物与基质制成溶液或混悬液，滴入另一种与之不相混溶的液体冷凝液中，冷凝成丸粒。主要用于滴丸剂的制备。

◆ **质量要求**

丸剂外观应圆整均匀、色泽一致。蜜丸应细腻滋润、软硬适中；蜡丸表面应光滑无裂纹，丸内不得有蜡点和颗粒；滴丸应圆整均匀，色泽一致，无粘连现象，表面无冷凝液介质黏附。

除蜡丸、滴丸不检查水分外，其他丸剂均要符合水分要求。溶散时限也应符合相关规定。此外，按2020年版《中华人民共和国药典》规定，重量差异、装量差异、微生物限度检查均要符合要求。

◆ 特点

丸剂的优点是吸收缓慢，药力持久，一般适用于慢性疾病或久病体虚者；某些有芳香或不良气味的药物，不宜加热煎煮，宜制成丸剂，可减缓某些药物成分的挥散。毒性、刺激性药物可制成糊丸、蜡丸，可缓和某些药物的毒副作用。此外，丸剂服用、制作、携带、贮存都比较方便。

丸剂的缺点是生产流程长，污染机会多；操作不当会影响崩解和疗效；有效成分标准较难掌握；有的服用剂量较大，小儿服用困难等。

# 散　剂

散剂是单味药或多种中药粉碎后均匀混合而成的粉末状剂型。

◆ 简史

散剂是古老的剂型之一，距今已有千年的历史。早在《黄帝内经》中就已有相关记载，《伤寒杂病论》中则对散剂的类型、功用等进行了详细阐述，此后在《肘后备急方》及《和剂局方》中均对散剂的种类、制法及用法进行了丰富的论述。明清时期，散剂多用于外敷，多有活血化瘀之功，用于治疗跌打损伤等。随着现代工艺的发展，中药经粉碎后，粉体粒径越来越小，无论内服外用临床应用效果都好。

◆ 分类

散剂可按医疗用途、药物组成、药物性质和剂量进行分类。

　　按医疗用途可分为内服散剂和外用散剂两种。①内服散剂末细者可直接冲服，如川芎茶调散、七厘散；将饮片捣成粗末加水煮沸取汁服者称煮散，如银翘散。②外用散剂一般匀撒在疮面上或患处，如生肌散、金黄散等；还有吹喉、点眼等外用散剂，如冰硼散、八宝眼药等。

　　按药物组成可分为单味散剂和复方散剂两种，前者如川贝散，后者如活血止痛散。

　　按药物性质可分为含毒性药散剂、含液体成分散剂和含共熔成分散剂，如九分散、蛇胆川贝散和痱子粉。

　　按剂量可分为剂量型散剂和非剂量型散剂，前者多内服，由患者按单独剂量分包服用；后者常外用，由患者按照医嘱自己分取相应剂量使用。

### ◆ 制备

　　散剂制备主要有药物粉碎、过筛、混合、分剂量、质量检查和包装六步，要求粉碎细度适当，混合均匀，色泽一致，剂量准确。药物粉碎时通过外加机械力将药物的大颗粒转变为小颗粒，药材在粉碎前为保证粉碎效率应依据其特性进行适当干燥，特殊药材需经适当处理才可进行粉碎。粉碎方法有干法粉碎、湿法粉碎、低温粉碎和超细粉碎四种。粉碎后的药材粉末还需使用适当的药筛筛过，并以此分级。为保证多组分物质含量成分均匀一致，过筛后的药物粉末需要根据药物特性进行混合。混匀后的药物粉末则按照所需剂量分为相等重量的多份。分剂量后则需要对散剂进行质量检查，主要检查其细度、均匀度及水分，其中分剂量的散剂还需检查其装量差异是否在规定限度内；经质量检查后，为防止散剂发生吸湿、变色、污染、虫蛀等问题需要为散剂选择适宜的包装材料和贮藏条件。为消除散剂的不良气味或刺激性，除用矫臭矫味法或装入胶囊外，还可将药物粉末制成包衣颗粒剂或微型胶囊剂。

### ◆ 质量要求

制备散剂的药物一般应为细粉。口服散剂为细粉，局部散剂应为最细粉。散剂应干燥、疏松、混合均匀，色泽一致。一般散剂需要密闭贮存，含挥发性或吸潮药物的散剂应密封贮存；用于烧伤或组织创伤的局部外用散剂应在无菌环境下配置；散剂当中的主药含量应准确，各药含量可采用药典规定的方法进行测定；剂量型散剂其装量差异限度应符合国家规定。

### ◆ 特点

散剂药物粒径小、表面积大，使用后具有易分散、吸收快的特点。同时，散剂制作简便，节省药材，使用时剂量增减方便，性质较稳定，不易变质，便于服用及携带，对于丸剂、片剂等药物剂型服用不适应的可改用散剂服用。

药物经粉碎后，分散性强，其气味、吸湿性、刺激性、不稳定性也相应提高，对于一些药物成分易挥发、易吸潮变质、腐蚀性强的药物不宜做成散剂。


# 煎膏剂

煎膏剂是中药饮片用水煎煮后取煎煮液浓缩，加炼蜜或糖（或转化糖）制成的半流体制剂。又称膏滋，俗称膏方。

◆ **简史**

煎膏剂是中医应用历史较久的药物剂型之一，早在《五十二病方》中就有记载："以水一斗，煮胶一参、米一升，熟而啜之。"在《黄帝内经》中亦有记载。在中国南北朝梁代医药学家陶弘景（456～536）所编著的《本草经集注》一书中描述了膏剂的制法，并说明针对不同病情可选择膏剂、汤剂、丸剂、散剂等不同剂型。唐代医学家孙思邈的《千金要方》（652）中记载"水煎浓汁，聚一处……去渣不用，以汁熬膏，然后用炼蜜四五两收之，冷过一周时将贝母粉渐渐调入"，具体操作制法已大致接近现代膏方。明清时期膏方已趋于完善，多项膏方流传至今，如龟鹿二仙膏、茯苓膏及张景岳的两仪膏等。近现代膏方在南方地区使用广泛。

◆ **分类**

根据所含成分的不同，中药饮片经煎煮浓缩后直接收膏者为清膏，加入蜂蜜者为蜜膏；膏方中加入动物药或动物胶类药材称为胶膏剂或荤膏，只由中草药组成的膏剂称为素膏；含有果胶类成分则称为冻膏；含有混悬的不溶物药材的膏剂称为浊膏。

◆ **制备**

除炼糖和炼蜜外，制备煎膏剂主要有以下四步。①煎煮。根据方剂中药材性质，经切片或粉碎后加水煎煮，滤后，取其煎液与药渣压榨液合并，静置，新鲜果类则取其压榨果汁与果渣煮后的滤汁合并。②浓缩。

滤液加热浓缩使之达到规定的相对密度,取清膏时采用搅拌棒趁热蘸取浓缩液滴于桑皮纸上的方法,待液滴周围无水迹渗出时,即得。③收膏。将定量的炼糖或炼蜜加入清膏,一般糖或蜜的量不超过清膏量的三倍,加热并不断搅拌、掠去浮沫,使之达到相应的密度。④分装成品。选择大口径容器,先将其洗净、干燥,有条件的可将容器灭菌后再使用,防止膏剂变质生霉。

◆ **质量要求**

煎膏剂不宜选择铝锅、铁锅作为盛器,瓷制品或搪瓷制品保存更为合适,制好后,应待其充分冷却才可加盖,多存于阴凉处或放冰箱冷藏,防止霉变。

◆ **特点**

煎膏剂质体细腻滋润,多有滋补功效,治疗作用较为缓慢,主要用于强身健体、防衰老、治疗慢性疾病等。

# 丹 剂

丹剂是汞、硝、矾等矿物类药物经封闭加热或在高温下经烧炼而制成的不同结晶状化合物。又称丹药。

◆ **简史**

丹剂是中医药学中应用最早的化学药物,与古代炼丹术的兴起有密切关系。中国自公元前 3 ～前 2 世纪已有方士炼丹。战国时期《周礼》

中就有"凡疗疡，以五毒攻之"的记载，有人推断此"五毒"即为当时粗制的丹药，这是有文字记载的最早丹药。魏晋南北朝时期炼丹术盛行，制药化学也取得一定成就。晋代医学家、炼丹家葛洪的《抱朴子》中总结了当时的炼丹经验，扩大了矿物药的应用范围，对促进制药化学的发展有所贡献。梁代陶弘景对炼丹有深入研究，著有《合丹法式》等书。唐宋时期的制药化学进一步发展，已开始使用硇砂、白砒等原料炼丹。至明清两代，丹药已成为中医外科重要药品，清代太医吴谦著《医宗金鉴》谓"疡医若无红白（红升丹、白降丹）二丹，决难立刻取效"。近现代中国学者对丹药作了不少研究，包括其炼制方法、化学成分、药理作用及毒性研究等。丹药经过千百年的临床实践，有一定的临床优势，是中医外科医生的常备药物；但丹药有一定的毒性，可能对人体造成危害，因此寻找丹药的代用品，克服其毒性是未来的研究方向。

### ◆ 分类

丹剂可根据制备方法及色泽进行分类。按制备方法可分为升丹和降丹，按色泽可分为红丹与白丹。

丹剂有外用和内服两种。外用丹剂是用汞、硝石、白矾、硫黄、雄黄等矿物药经加热升华或熔合方法制成，可以单独使用，也可以与其他药物混合使用，如红升丹、白降丹、三仙丹、九一丹等；内服丹剂属广义丹剂范畴，通常指一些内服疗效突出的药物，取灵丹妙药之意，无固定剂型，如小儿回春丹、活络丹是丸剂，玉枢丹是锭剂，紫雪丹是散剂等。临床上对某些贵重药物或有特效而剂量很小的药物剂型也称为丹。临床常用的有红升丹、白降丹和轻粉，其毒性很强，只能外用，不可内服。

◆ 制备

传统丹剂的制备方法是在密闭的容器中加高温，使其发生化学反应升华而得丹药，具体有以下三种方法。①升法。药料经高温反应，生成物凝结在上，覆盖物内侧面而得到结晶状化合物的炼制法。②降法。药料经高温反应，生成物降至下罐中，冷却析出结晶状化合物的炼制法。③半升半降法。药料经高温反应，生成的气态化合物，一部分上升凝结在覆盖物内，另一部分散落在锅内的炼制法。

◆ 质量要求

升丹要求色泽鲜红或橘红、有光泽、呈粉末状，凡色黑、紫黑、黄色及水银上碗者均需重新炼制；降丹要求呈白色针状结晶、有光泽、不具异色，如呈黄色、黑色及落胎、流胎、水银析出等情况也需重新炼制。重做的方法一般是将不合格的成品研细，混合于下次制备丹剂的药物中重新炼制。轻粉要求呈片状、薄如蝇翅，有白色光泽、体轻为好，呈颗粒者次之。

◆ 特点

丹剂一般药效剧烈、用量少、用法多样化，可制成多种剂型使用。丹药为汞盐，毒性较大，使用不当易导致重金属中毒，且炼制过程产生大量有毒或刺激性气体污染环境，故品种越来越少，许多制法与经验已濒临失传。

# 露　剂

露剂是指含挥发性成分的药材用蒸馏法制成的芳香水剂。

## ◆ 简史

露剂是中国传统剂型之一，最早载于清代郭佩兰《本草汇》，首创用蒸馏法制作金银花露、藿香露等药露剂型。现代露剂属于芳香水剂，多为芳香药物所制，色透明而具芳香性，如藿香露、人参露、薄荷水之类。中药中有以"露"为名的制剂如枇杷露、半夏露等，其实为糖浆剂而非真正的露剂。

## ◆ 制备

露剂原料为纯净的挥发油或化学药物时，多用溶解法或稀释法；原料为含挥发性成分的植物药材时，多用水蒸气蒸馏法提取挥发油，通常制成浓芳香水剂，临用时再稀释。露剂所用药材需经净制，除去非药用部位等杂质；采用水蒸气蒸馏法制备时，收集蒸馏液及盛装成品的容器应是经过灭菌的洁净干燥容器；收集蒸馏液、灌封应在避菌的环境中进行。需要时可加入适宜的防腐剂，其品种与用量应符合中国卫生部（现中华人民共和国国家卫生健康委员会）的有关规定，也可在灌封后再用流通蒸气灭菌。

## ◆ 质量要求

露剂应澄清，不得有沉淀、异物等杂质，不得有酸败、异臭、霉变等变质现象；一般应制定 pH 项目检查。

◆ 特点

露剂不稳定，多数易分解、挥发、变质甚至霉变，故不宜大量配置和久存，贮藏时应密封，置阴凉处。

# 汤　剂

汤剂是中药加水煎煮或浸泡去渣取汁而成的液体制剂。又称煎剂，古称汤液。

◆ 简史

汤剂是中国应用早、且广泛的一种剂型。中国商代初期大臣伊尹可能是汤剂的首创者，并总结出了《汤液经》。中国现存最早的医书《黄帝内经》的《灵枢·邪客》篇中就有治目不瞑的半夏汤。在历代医学发展的过程中，汤剂在疾病防治及治疗中都发挥着巨大作用，至今仍是中医临床中常用的剂型之一。

◆ 分类

按制备方法不同，汤剂可分为煮剂、煎剂、煮散和饮剂。此外，现代创新剂型合剂也属汤剂的范围。

不同汤剂的特点：①煮剂。将药物煮后去渣取汁而成，优点是浓度适中、吸收奏效快、药力强。②煎剂。将药物煮后去渣，药汁再加热浓煎而成，加热时间较长，优点是能减弱药物的毒性、浓度较高、服用量少。③煮散。先将药物加工成粗颗粒，然后经水煮去渣取汁而成，优点是节省药材、便于煎服、所含可溶性有效成分煎出率高。④饮剂。药物经沸水浸泡后去渣取汁，优点是加热时间较短、温度较低，药液味薄气清，适合频频饮服，擅清上焦热邪。⑤合剂。药材经提取、浓缩而成的内服成品液体制剂，又称浓煎剂。优点是既能保持汤剂的特点，又可提高有效成分的浓度、缩减制剂的体积及用量，可免除临时煎煮的麻烦，也便于携带、服用和储存，其制备工艺和质量较稳定，疗效也好，但不能随证加减。

◆ **制备**

汤剂的煎煮和服法直接关系药物的疗效，故对药材加工、水质水量、饮片浸泡、容器、煎药的火候和时间、煎煮次数等都有一定要求。为让汤剂发挥最大疗效，在制备中药汤剂时必须依据具体情况确定方法。

汤剂制备主要有两种方式，部分家庭采用传统砂锅直火煎煮，大部分医院药房使用煎药机制备。

煎药用器：传统方法一般用有盖的陶瓷砂锅，不宜用锡器或铁锅；煎药机多选用具有抗酸、抗碱性能的不锈钢器具，也有以陶瓷代替不锈钢的内涂面煎药机。

煎药用水：以水质纯净为原则，如自来水、甜井水或蒸馏水。

煎药火候：一般先武后文，即先用急火，后用慢火。

煎药方法：先将药物放入容器，加冷水漫过药面，浸透后再煮，煮沸后改用慢火。

煎药火候：解表药、清热药、芳香类药宜武火急煎，厚味、滋补药宜文火久煎。

注意事项：煎药时不可频频打开锅盖，以减少挥发成分损失。如不慎煎煳药物，须弃去勿用。某些药物还有入煎次序和特殊处理的要求，如先煎、久煎、后下、包煎、烊化冲入、另煎兑入、生汁兑入、冲服等。煎药机因为有高压环境的作用，整个煎煮过程密闭，保证了难煎成分的溶出，对于传统后下药物中的易挥发成分也起到了保留的作用，所以煎药机没有先煎后下的规定，在操作方法上进行了简化。

◆ **质量要求**

汤剂应有固定的色泽、浓度、气味，不得有异物；外观似为混悬液，实为液体复合分散体系，具有药物的特殊气味，无焦煳味，无残渣、沉淀和结块；不应有发霉、发酵等不正常现象；有胶类烊化药物或粉末状药物加入时，应混合均匀，不聚结沉降。

◆ **特点**

汤剂的制备简单易行，溶媒来源广，无刺激性或副作用。汤剂的处方多是复方，能充分发挥配伍作用，以增强疗效、缓和药性；组方灵活，能全面、灵活地根据患者或各种疾病的特殊性，随证加减药物。汤剂进入胃肠后可直接被吸收，迅速发挥疗效，适用于病情较急、急需荡涤病邪或扶持正气的患者。如龙胆泻肝汤清肝泻火，桂枝汤解肌发表，黄连解毒汤泻火解毒，独参汤补虚固脱等。

汤剂的缺点是某些脂溶性和难溶性成分煎出不全，药液含杂质较多，易霉变；口服量大，味苦涩；儿童服用困难；携带不方便，须临用煎制。

# 茶　剂

茶剂是将饮片或提取物（液）与茶叶或其他辅料混合制成的内服制剂。

茶剂多应用于治疗食积停滞、感冒咳嗽等症。此外，还有作为保健用的茶剂。新研制的茶剂多为袋泡茶剂，具有体积小、便于携带储存、服用方便等特点。可分为块状茶剂、袋装茶剂、煎煮茶剂。

# 酒　剂

酒剂是用蒸馏酒提取制成的澄清液体制剂。又称药酒。

酒剂可供内服或外用，内服酒剂应以谷类酒为原料。酒剂属于含醇浸出剂型，制备简便，易于保存，但乙醇本身有一定药理作用，故儿童、孕妇及心脏病、高血压等患者不宜服用。

# 锭　剂

锭剂是将药物研成极细粉末，加适当黏合剂制成纺锤形、方形、长方形、圆柱形、圆锥形或块状等不同形状的固体制剂。

◆ 简史

锭剂最早可追溯至晋代，在葛洪的《肘后备急方》中就有用青木香、白芷作"梃"的记载。唐代孙思邈《千金要方》中记载用鹰屎白、白芷等五十味药，末之和以鸡子白，作梃阴干。宋代《太平惠民和剂局方》载有"如圣胜金梃"，即以生地黄等七味药的粉末"混合为梃"，供内服或外用。宋代以后的医方开始将"梃"称为"锭"。明代医学家王肯堂所编《证治准绳》中有多种锭剂的记载。

◆ 制备

锭剂的制备方法有以下两种。①捏搓法。先将处方中的饮片粉碎成细粉，与糯米糊、蜂蜜或处方规定的其他黏合剂混合均匀，搓条、分割，按规定重量及形状搓捏成型，干燥即得。②模制法。将处方中的药物饮片粉碎成细粉，加入处方规定的黏合剂，混合均匀。然后，先压制成大块薄片分切成适当大小后，置入锭模中，加模盖压制成一定形状的药锭，剪齐边缘，干燥即得。也可用压锭机按规定形状及重量压制成锭。部分需包衣或打光的锭剂，还应用规定的包衣材料进行包衣或打光。

◆ 用法

锭剂可供内服或外用。内服时可将锭捣碎，以温开水送服。外用时可用水、醋或麻油等磨或捣碎成粉，调匀涂抹患处，如紫金锭等。

◆ 质量要求

锭剂应平整光滑、色泽一致，无皱缩、飞边、裂隙、变形及空心。作为锭剂黏合剂使用的蜂蜜、糯米粉等应按规定方法进行处理。制备时，应用各品种制法项下规定的黏合剂或利用药材本身的黏性合坨，以模制法或捏搓法成型、整修、阴干。除另有规定外，应按《中华人民共和国药典》检查重量差异和微生物限度。锭剂应密闭，置阴凉干燥处贮存。

◆ **特点**

锭剂携带方便、使用简单、便于贮存。

# 栓　剂

栓剂是将原料药物与适宜基质制成供腔道给药的固体制剂。

栓剂在腔道可起到润滑、抗菌、消炎、杀虫、收敛、止痛、止痒等局部作用，也可通过吸收入血发挥镇痛、镇静、兴奋、扩张支气管和血管等全身治疗作用。

栓剂的优点：在直肠吸收比口服吸收受到的干扰因素少，药物不受胃肠道酸碱度影响或酶的破坏而失去活性；可避免刺激性药物对胃肠道的刺激；减少药物受肝脏首过效应的影响，可减少药物对肝脏的毒副作用；便于不能或不愿吞服药物的患者使用。栓剂的缺点是使用不方便。

栓剂按给药途径分为肛门栓和阴道栓；按制备工艺和释药特点可分为双层栓、中空栓或其他控释、缓释栓。

# 中药片剂

中药片剂是中药经加工后与适宜的辅料通过制剂技术制成片状或异形片状的制剂。

◆ **简史**

片剂始创于 19 世纪 40 年代，是在汤剂、丸剂基础上改进而成。中药片剂的生产与上市始于 20 世纪 50 年代。随着科学技术的进步和现代药学的发展，新工艺、新技术、新辅料、新设备在片剂研究和生产中不断应用，中药片剂的成型工艺、生产技术日臻完善，中药片剂的类型和品种不断增加，质量迅速提高，已发展成为临床应用广泛的剂型之一。

◆ 分类

中药片剂按原料特性可分为浸膏片、半浸膏片、全粉末片、提纯片；按给药途径可分为口服片剂、口腔用片剂、外用片和其他片剂。口服片剂是应用最广泛的一类，在胃肠道内崩解吸收而发挥疗效，包括普通压制片、包衣片、咀嚼片、泡腾片、分散片、多层片、口崩片、缓释片、控释片。口腔用片剂有含片、舌下片、口腔贴片。外用片有阴道片、阴道泡腾片、外用溶液片。其他片剂有微囊片和可溶片等。

◆ 制备

中药片剂的制法可分为颗粒压片法和直接压片法两大类，以颗粒压片法应用最多。

颗粒压片法可分为湿法制粒压片法和干法制粒压片法。湿法制粒压片法适用于药物不能直接压片，且遇湿热稳定的片剂的制备。干法制粒压片法是不用润湿剂或液态黏合剂，直接将粉末物料或干浸膏制成颗粒进行压片的方法。除干浸膏外仅少数饮片产品用此法。

直接压片法可分为粉末直接压片法和半干式颗粒（空白颗粒）压片法。生产时将制片原料与辅料混合均匀，小剂量或含有毒性药物的片剂可根据药物的性质使药物分散均匀；凡属挥发性或遇热分解药物，在制片过程中应避免受热损失；压片前的颗粒应控制水分，以满足工艺需要，并防止成品在贮藏期间发霉、变质；为增加稳定性、掩盖不良气味或改变外观，在制成片剂后可包糖衣、薄膜衣或肠溶衣。

◆ **质量要求**

中药片剂外观应完整光洁、色泽均匀、硬度适宜，以免包装过程中发生磨损或破碎；此外，片剂还应检查重量差异、崩解时限和微生物限度等，对个别片剂还要求做溶出度测定和含量均匀度检查。除另有规定外，应密封贮藏。

◆ **特点**

优点：中药片剂的溶出度及生物利用度比部分丸剂好；剂量准确，片剂内药物含量差异较小；质量稳定，片剂为干燥固体，某些易氧化变质及易潮解的药物可借包衣加以保护，光线、空气、水分等对其影响较小；服用、携带、运输和贮存等较方便；机械化生产，自动化程度高、产量大、成本低。

缺点：制备或贮存不当会影响片剂的崩解、溶出及吸收；某些中药片剂易引湿受潮，含挥发性成分的中药片剂贮存久时含量会下降；某些中药片剂制备需加用赋形剂，且经压制成型，溶出度和生物利用度不如散剂及胶囊剂；儿童及昏迷患者不易吞服。

# 中药注射剂

中药注射剂是中药的有效成分经提取、纯化制成的专供人体注射给药的无菌制剂。

◆ 简史

中药传统剂型中没有注射剂，中药注射剂的研制与发展是对传统中药给药途径的重大突破。中药注射剂最早出现于 20 世纪 30 年代末，第一个品种是柴胡注射液；50 年代初到 60 年代末，先后有板蓝根注射液等 20 多个品种研制成功；80 年代是中药注射剂发展的黄金时期；90 年代，提高中药注射剂的质量及其标准，确保中药注射剂的有效、安全、稳定成为研究重点。中药注射剂现已成为治疗急症的中药制剂中不可或缺的重要剂型。

◆ 分类

中药注射剂分类：①按其液相状态可分为溶液型、乳状液型、混悬型注射液等。②按其注射途径可分为肌内注射、皮下注射、肌肉注射、脊椎腔注射、静脉注射或静脉滴注等。③按其规格大小或浓度可分为供静脉滴注用的大体积注射液（除另有规定外，一般不小于 100 毫升，也称静脉输液）和注射用浓溶液（指供临用前稀释后静脉滴注用的无菌浓溶液）等。

◆ 质量要求

中药注射剂的质量必须达到无菌、无热原、不得有肉眼可见的浑浊或异物、不引起组织刺激或发生毒性反应、pH 和渗透压与血液和血浆相等或接近、有稳定的物理和化学性质，确保产品在贮存期间安全有效等标准。

◆ 特点

中药注射剂药效迅速、作用可靠，适用于抢救危重患者，对临床上常见的昏迷、抽搐、惊厥状态或者由于消化系统疾患、吞咽功能丧失或者障碍的患者，注射给药是有效的给药途径。还可产生局部定位效应，通过关节腔、穴位等部位注射给药，使药物发挥局部作用，达到预期的治疗目的。

# 中药气雾剂

中药气雾剂是中药提取物或药物细粉与适宜的抛射剂混装在具有特制阀门系统的耐压严封容器中，使用时借助抛射剂的压力将内容物呈细雾状、泡沫状或其他形态喷出的制剂。

◆ **简史**

中国古代人民早就有将胡荽加水煮沸后，用其气雾治疗痘疹的经验；欧洲人通过吸入氯乙烷气雾用于麻醉等，这都属于气雾剂的雏形。现代气雾剂于 20 世纪 50 年代被用于皮肤病、创伤、烧伤和局部感染等的治疗，用于呼吸道给药始于 1955 年。现在，随着气雾剂及其技术的快速发展，中药气雾剂产品也逐渐增加。由于气雾剂使用方便，起效迅速，患者易于接受，已成为中医急诊常备剂型之一。

◆ **分类**

中药气雾剂按内容物组成分为溶液型、乳剂型、混悬型。按给药途径可分为呼吸道吸入气雾剂、皮肤或黏膜给药气雾剂、空间消毒气雾剂。按相的组成分为二相气雾剂和三相气雾剂。二相气雾剂如溶液型气雾剂由药物与抛射剂形成的均匀液相与部分抛射剂挥发形成的气相两相所组成。三相气雾剂如混悬型气雾剂，内容物由抛射剂形成的液相、部分抛射剂挥发形成的气相、药物微粒形成的固相三相组成。乳剂型气雾剂也是由乳剂的内相、外相两种液相和部分抛射剂挥发形成的气相三相组成。

◆ **制备**

中药气雾剂应在清洁、避菌的环境下制备。各种用具、容器等须用适宜的方法清洁、灭菌。在整个操作过程中应注意防止微生物的污染。制备包括容器阀门系统的处理与装配、药物的配制与分装、填充抛射剂、质量检查、包装等过程。

中药气雾剂由以下四部分组成。①药物与附加剂。用于制备气雾剂的中药，一般应进行预处理，如提取挥发油、提取药物的单一成分或总有效成分等，进一步根据药物性质拟出合理的处方，可制成溶液（药物溶解在抛射剂中）、混悬液（药物微粉分散在抛射剂中）、乳浊液（药物与抛射剂形成乳浊液）等各种类型；常用的附加剂有潜溶剂、乳化剂、抗氧剂、防腐剂等。②抛射剂。气雾剂重要的组成部分，在耐压容器中主要负责产生压力。常用的抛射剂有丙烷、异丁烷、正丁烷，早期使用的氟氯烷烃由于破坏大气臭氧层已被禁止使用。③耐压容器。理想的气雾剂容器应对内容物稳定、耐压、轻便、价廉、美观，常用的耐压容器可用玻璃、金属和塑料等材料制成。④阀门系统。用来控制药物喷射的剂量。阀门系统可以使用塑料、橡胶、铝或不锈钢等材料，但必须不与内容物发生反应，具有一定的强度，其溶胀性波动需保持在一定的范围内，这样才能保证喷药剂量的准确性。阀门系统一般由封帽、阀门杆、橡胶封圈、弹簧、浸入管、定量室、推动钮组成。

◆ **质量要求**

中药气雾剂应无毒性、无刺激性；抛射剂为适宜的低沸点溶液；容器耐压，释放剂量准确；烧伤、创伤、溃疡用气雾剂应无菌。气雾剂容器和阀门各部件尺寸精度和溶胀性应符合要求，不与药材提取物或附加剂发生理化反应，能耐压。泄漏和爆破、装样检查应符合规定要求。此外，按《中华人民共和国药典》进行喷射试验、微生物限度检查、无菌检查、雾粒大小测定，都应符合规定要求。除另有规定外，气雾剂应置凉暗处贮藏，并避免暴晒、受热、敲打、撞击。

◆ **特点**

中药气雾剂的优点：药物分散度大，药效迅速，如平喘气雾剂直接到达气管、支气管平滑肌，能很快解除平滑肌痉挛；密闭保存，无菌，药物稳定性好；装有定量阀门，剂量准确，药物分布均匀；喷雾减少局部疼痛和感染，可避免肝脏首过效应和胃肠道副作用。

中药气雾剂的缺点：生产成本高，需耐压容器及特殊生产设备；易封装不严密，导致抛射剂渗漏失效；有一定内压，受热、受撞击易爆炸；含量测定困难；中药成分复杂会影响给药剂量的准确性。

# 中药颗粒剂

中药颗粒剂是将中药材提取物与适宜的辅料或中药材细粉混合制成具有一定粒度的干燥颗粒状剂型。

◆ 沿革

中药颗粒剂始于 20 世纪 70 年代的中国，是在汤剂和糖浆剂等的基础上发展起来的剂型，又称为冲剂。2000 年版《中华人民共和国药典》之后更名为颗粒剂。随着中药提纯技术的提高以及新辅料和新设备的发展，使颗粒剂的品种迅速增加，服用剂量体积缩小，质量显著提高。中药颗粒剂现已发展成为主要的中药固体剂型之一。

◆ 分类

按溶解性能和溶解状态，中药颗粒剂可分为以下三类：①可溶颗粒。又分为水溶性颗粒和酒溶性颗粒。水溶性颗粒加水冲溶药液澄清，中药颗粒剂大多为此类。酒溶性颗粒中所含成分及所加辅料需能溶于饮用白酒，服用时加一定量的白酒溶解成药酒饮用。②混悬颗粒。其中含饮片细粉，冲服时呈均匀混悬状。③泡腾颗粒。遇水产生大量的二氧化碳气体，使药液产生气泡呈泡腾状。

◆ 制备

水溶性颗粒的制备工艺一般有中药材提取、精制、制粒、干燥、整粒、质检、包装七个程序。

酒溶性颗粒处方中饮片的提取，以 60% 左右（以欲制药酒的含醇量为准）的乙醇为溶剂，一般采用渗漉法、浸渍法或回流法等方法，提取液回收乙醇后，浓缩至稠膏状，备用。制粒、干燥、整粒、包装等制备工艺两种颗粒均相同。

泡腾颗粒是将处方药料按水溶颗粒提取、纯化得到清膏或干膏细粉，分成两份，一份中加入有机酸及其他适量辅料制成酸性颗粒，干燥备用；

另一份中加入弱碱及其他适量辅料制成碱性颗粒，干燥备用。再将两种颗粒混合均匀，整粒，包装即得。

### ◆ 质量要求

中药颗粒剂应干燥、颗粒均匀、色泽一致，无吸潮、软化、结块、潮解等现象。《中华人民共和国药典》规定，中药颗粒剂不能通过一号筛与能通过五号筛的粒度总和不得超过15%，水分不得超过5%，溶化性、装量差异、微生物限度等都应符合规定。

### ◆ 特点

中药颗粒剂的优点是保持了汤剂吸收较快、作用迅速的特点，克服了汤剂临用时煎煮不便、服用量大、易霉败变质等缺点；适于工业生产，产品质量稳定；剂量较小，便于服用、携带、贮藏和运输，深受患者欢迎；可以包衣增加防潮性或制成缓释制剂、肠溶制剂。

缺点是成本相对较高；含有中药浸膏或以糖为主要赋形剂的颗粒容易吸潮结块、潮解，发生微生物繁殖、药物降解等变化，因此要选择密封防潮的包装材料和干燥条件贮存。

# 胶囊剂

胶囊剂是将原料药物与适宜辅料充填于空心胶囊或密封于软质囊材中制成的固体制剂。

胶囊剂主要供口服用。胶囊剂优点：能掩盖药物的不良气味、提高药物稳定性，药物的生物利用度高，可弥补其他固体剂型的不足，可定时定位释放药物，利于识别。但以下情况不宜选用胶囊剂：能溶解胶囊壁的药物水溶液或乙醇溶液，氯化物、溴化物等易溶性药物，胃刺激性强的药物，易风化或易吸湿的药物。胶囊剂可分为硬胶囊、软胶囊（胶丸）、缓释胶囊、控释胶囊和肠溶胶囊。

# 糖浆剂

糖浆剂是指含有原料药物的浓蔗糖水溶液。

糖浆剂含有糖或芳香性矫味剂，可掩盖药物的苦味或其他不良气味，适用于儿童患者。根据组成和用途不同，糖浆剂分为单糖浆、芳香糖浆与药用糖浆三类。

# 灌肠剂

灌肠剂是指将药物从肛门灌注于直肠的液体药剂。

灌肠剂可分为泻下灌肠剂和保留灌肠剂两类。后者既可发挥局部治疗作用，又能通过结肠吸收而发挥全身作用。灌肠给药可避免药物在胃中被破坏及其对胃黏膜的刺激，尤其适用于不宜口服给药的患者。

# 合 剂

合剂是指将饮用水或其他溶剂，采用适宜方法后提取制成的口服液体制剂。

　　单剂量灌装的合剂也可称为"口服液"。与汤剂相比，合剂药物浓度高，服用剂量小，便于携带和贮藏，适合工业化加工生产；成品中多加入适宜的防腐剂，并经灭菌处理，密封包装，质量稳定。但合剂的组方固定，不能随证加减。

# 本书编著者名单

**编著者**　（按姓氏笔画排列）

| | | | |
|---|---|---|---|
| 于　洋 | 于　海 | 马少丹 | 王均宁 |
| 左铮云 | 龙旭阳 | 冯　泳 | 毕珺辉 |
| 全世建 | 刘春慧 | 刘蔚雯 | 许二平 |
| 李　然 | 李　冀 | 杨　桢 | 杨　蕾 |
| 杨力强 | 杨伟鹏 | 肖俊平 | 吴建红 |
| 沈　涛 | 张　晗 | 张绍峰 | 陈士林 |
| 陈宝忠 | 范　颖 | 赵雪莹 | 胡晓阳 |
| 袁立霞 | 贾　波 | 高　月 | 高长玉 |
| 郭文峰 | 隋　峰 | 葛鹏玲 | 韩　涛 |
| 韩向东 | 樊巧玲 | | |